Dipl. oec. troph. Ulla Unger-Göbel

Vitamine

Gesunde Aktivstoffe

Autorin

Ulla Unger-Göbel
Diplom-Oecotrophologin. Studienschwerpunkt Biochemie, Pathophysiologie der Ernährung. Arbeit mit ernährungsgestörten Patienten. Danach Redakteurin für den Bereich Ernährung bei der Zeitschrift BIO. Arbeitet heute als freie Food-Journalistin.

© 1996 Gräfe und Unzer GmbH München
Alle Rechte vorbehalten. Nachdruck, auch auszugsweise, sowie Verbreitung durch Film, Funk und Fernsehen, durch fotomechanische Wiedergabe, Tonträger und Datenverarbeitungssysteme jeder Art nur mit schriftlicher Genehmigung des Verlages.

Redaktion: Friedrich Bohlmann
Gestaltung: independent, Horst Moser
Produktion: Helmut Giersberg
Umschlagfotos: Reiner Schmitz
(Food Styling: Rudolf Vornehm)
Satz: Typodata GmbH
Druck und Bindung: Ludwig Auer GmbH
ISBN 3-7742-3183-4

Auflage	7.	6.	5.	4.	
Jahr	03	02	01	2000	99

INHALT

Ein Wort zuvor 5

TEIL 1

Vitamine, die Vitalstoffe für den Körper

Vitaminreich essen – gesund bleiben 6
Was Sie über Vitamine wissen sollten............ 7
Vitamin A – das »Augenvitamin« 8
Vitamin D – ein Vitamin der Sonne 12
Vitamin E – fast ein Jungbrunnen............... 15
Vitamin K – stoppt Blutungen 19
Vitamin B_1 – die reinste »Nervennahrung« 21
Vitamin B_2 – schützt die Haut.................. 25
Niacin – Fitneß für Körper und Geist 28
Vitamin B_6 – das Vitamin für Schwangere 31
Folsäure – das Problem beim Kantinenessen 34
Pantothensäure – Geheimtip bei Hautproblemen ... 37
Biotin – von Darmbakterien produziert 40
Vitamin B_{12} – (k)ein Problem für Vegetarier 42
Vitamin C – hält Grippe fern 45
Tips für Einkauf, Lagerung, Zubereitung 49
Ihr täglicher Vitamin-Bedarf auf einen Blick 50

TEIL 2

Vitamine in unseren Lebensmitteln

So hilft Ihnen die Lebensmittel-Tabelle.......... 52
Obst und Obstprodukte........................ 54
Nüsse und Samen 58
Gemüse und Gemüseprodukte 60
Getreide, Getreideprodukte 68
Milch, Milchprodukte 76
Käse 78
Öle und Fette................................. 80
Eier... 82

INHALT

Fisch	82
Fleisch	86
Schnellimbißgerichte	92
Suppen	94
Fertigsalate	94
Gewürze	94
Alkoholfreie Getränke	96
Alkoholische Getränke	98
Süßwaren, Süßspeisen	98
Vitaminpräparate-Tabelle	102
Bücher, die weiterhelfen	112

Wichtiger Hinweis
Vitamine dienen grundsätzlich der Gesundheit.
Die Überdosierung einzelner Vitamine kann jedoch
gesundheitsschädlich sein. Lesen Sie bitte aufmerksam
die erläuternden Texte.

Ein Wort zuvor

Als Ernährungswissenschaftlerin werde ich immer wieder gefragt: »Was soll man denn nun essen?« Die Menschen, die mir diese Frage stellen wünschen sich darauf eine kurze Antwort. Die meisten Lehrbücher erfordern jedoch einige medizinische und biochemische Voraussetzungen, um verstanden zu werden. Man muß gewöhnlich sehr viel »Fachchinesisch« lesen, um auf den Punkt zu kommen. Wo könnte man schnell nachsehen, wenn man wissen will, was in unserer Nahrung wirklich drin ist? Viele suchen nach einer knappen und präzisen Information in einem Format, das man jederzeit in der Hosentasche dabeihaben könnte, um bei Fragen schnell mal eben nachsehen zu können.

Hierfür bietet sich dieser Kompaß an! Im vorderen Teil können Sie alle wichtigen Fakten und Tips über die einzelnen Vitamine nachlesen. Was ist das Vitamin überhaupt für ein Stoff? Welchen Bedarf habe ich, wodurch kann ich ihn decken und was passiert, wenn ich zu wenig Vitamine aufnehme? Der Beschreibung der einzelnen Vitamine habe ich auch jeweils kleine Tabellen mit Beispielen beigefügt, mit welchen Nahrungsmitteln Sie jeweils einen Teil Ihres täglichen Bedarfs decken können.

Ihren täglichen Bedarf an allen Vitaminen können Sie einer Übersichtstabelle(→ Seite 50) entnehmen. Die große Lebensmittel-Tabelle (→ Seite 54 ff.) bietet Ihnen schließlich über 10 000 Vitamin-Werte zu den gängigsten Lebensmitteln. Und in einer Übersichtsliste finden Sie den Vitamingehalt ausgewählter Vitaminpräparate, die Sie als Nahrungsergänzung in vielen Apotheken, Reformhäusern und Drogeriemärkten erhalten.

Ich hoffe, Sie haben viel Spaß bei der Entdeckung der Vitamine. *Ulla Unger-Göbel*

Vitamine, die Vitalstoffe für den Körper

Vitaminreich essen – gesund bleiben

Vitamine sind »gesund« – das wissen wir sicher alle seit Kindertagen. Die Tatsache aber, daß Vitamine lebenswichtig sind, ist uns wohl weniger bewußt. Wie sonst wäre zu verstehen, daß trotz übervoller Läden, in denen fast alle Lebensmittel der Welt angeboten werden, viele Menschen gerade in Industriestaaten mit Vitaminen nicht ausreichend versorgt sind. Diese Unterversorgung führt zwar nicht zu den »klassischen« Mangelkrankheiten, wohl aber zu Müdigkeit, Abgespanntheit, Konzentrationsstörungen, Kopfschmerzen, Hautveränderungen, Magen-Darm-Störungen.

Vitamine gehören neben Eiweiß, Fett, Kohlenhydraten und Mineralstoffen zu den essentiellen, den lebenswichtigen Nährstoffen; auch wenn wir am Tag rein mengenmäßig nur etwa 100 Milligramm insgesamt von ihnen brauchen, sind sie an fast allen Prozessen in unserem Stoffwechsel maßgeblich beteiligt. Einige Vitamine kann unser Körper selbst herstellen, die meisten aber kann er nicht bilden, sie müssen mit der Nahrung zugeführt werden – und das in bedarfsgerechter Menge. Unser Vitamin-Bedarf steigt beispielsweise bei körperlicher und seelischer Belastung, er ist bei Jugendlichen, die sich im Wachstum befinden, höher als bei Erwachsenen, auch schwangere und stillende Frauen haben einen erhöhten Vitamin-Bedarf.

Da viele Menschen mittlerweile zu Vitamin-Präparaten greifen, um ihren Bedarf abzusichern, habe ich diesem Kompaß eine Liste mit verschiedenen vitaminhaltigen Nahrungsergänzungsmitteln beigefügt (→ Seite 102), die Ihnen einen Überblick ermöglichen soll. Grundsätzlich sollten Sie allerdings immer versuchen, eine vitaminreiche Ernährung durch eine gezielte Lebensmittel-Auswahl zu erreichen.

Was Sie über Vitamine wissen sollten

Ein Vitamin ist nur selten ein bestimmter Stoff, meistens handelt es sich um eine ganze Gruppe von Substanzen, die alle eine ähnliche chemische Struktur und eine vergleichbare Wirkung in unserem Körper aufweisen. Die Art und Weise ihrer jeweiligen Wirksamkeit kann recht unterschiedlich sein.

Die Frage, ob »natürliche« oder »synthetische« Vitamine unterschiedlich wirken, läßt sich aus wissenschaftlicher Sicht nur mit »Nein« beantworten, da es sich hier rein chemisch um jeweils identische Substanzen handelt. »Natürliche« Vitamine wirken sicherlich insofern anders als »synthetische«, als sie ja in Lebensmitteln immer im Verbund mit anderen wichtigen Stoffen und niemals isoliert auftreten.

Grundsätzlich unterscheidet man zwischen wasser- und fettlöslichen Vitaminen. Die fettlöslichen Vitamine können im Körper gespeichert werden, während die wasserlöslichen bei überhöhter Zufuhr mit dem Urin wieder ausgeschieden werden. Dieser Umstand läßt uns selten in eine Mangelsituation an fettlöslichen Vitaminen geraten, aber er birgt die Gefahr einer Vergiftung durch Überdosierung. Ob es zu einer ähnlichen Vergiftung durch wasserlösliche Vitamine kommen kann, ist noch umstritten.

Vor allem in den USA preisen einige Wissenschaftler Megadosierungen (also: Vitamingaben, die den normalen Tagesbedarf um das Tausendfache und mehr übersteigen) wegen ihrer sehr speziellen heilenden Wirkungen im Körper. Was hierbei leicht übersehen wird, ist die Tatsache, daß die Wirkung solcher Dosen nichts mehr mit der normalen Vitamin-Wirkung gemeinsam hat. Hier wird das Vitamin zum Medikament, und nur als solches sollte es, durch einen Arzt streng kontrolliert, gehandhabt werden. Die normale Tagesdosis bewegt sich bei Vitaminen im Bereich von einigen Milligramm (mg = $^1/_{1000}$ g) oder gar von Mikrogramm (µg = $^1/_{1000}$ mg). Für den täglichen Bedarf eines Menschen hat die Deutsche Gesellschaft für Ernährung (DGE) Richtlinien erarbeitet, die Sie in der Erläuterung der einzelnen Vitamine und als Überblick auf Seite 50 finden können.

Vitamin A – das »Augenvitamin«

Als Vitamin A bezeichnet man eine Gruppe fettlöslicher Stoffe mit ähnlicher chemischer Struktur und vergleichbarer Wirkung auf unseren Körper. Einer dieser Stoffe – das Retinol – zeigt schon in kleinsten Mengen die typische »Vitamin-A-Wirkung«. Man sagt: Retinol hat die größte biologische Wirksamkeit.

Retinol findet man ausschließlich in tierischen Organismen, die es ihrerseits aus bestimmten Farbstoffen der Pflanzen, den »Carotinoiden«, herstellen. Fünf bis sechs dieser Farbstoffe, vom hellen Gelb bis zum Rot, werden von Tieren gewöhnlich in Retinol verwandelt. Die pflanzlichen Carotinoide besitzen eine geringere biologische Wirkung als Retinol. Da sie dessen Vorstufe sind, werden sie auch als »Provitamin A« bezeichnet.

Neue Studien zeigen, daß Carotinoide aber nicht nur als Vorstufe vom Vitamin A eine Funktion haben. Carotinoide sind in der Lage, aggressive Substanzen, sogenannte freie Radikale, zu binden und damit unschädlich zu machen. Diese freien Radikale entstehen im Stoffwechsel des Körpers, gelangen aber auch durch Schadstoffe, UV-Strahlung der Sonne, Medikamente oder auch mit dem Nikotin in den Organismus. Damit schützen Carotinoide vermutlich vor bestimmten Krebserkrankungen.

VITAMIN A – DAS »AUGENVITAMIN«

Quellen

Lebensmittel	je Portion in Gramm	Vitamin-gehalt an Vitamin A	% d. empfohlenen Tagesdosis
Kalbsleber	100 g	9500 µg	2190%
Möhren roh	200 g	3400 µg	340%
Lebertran	10 g	2600 µg	260%
geräucherter Aal	100 g	980 µg	98%
Leberwurst mager	45 g	765 µg	77%
Edelpilzkäse 60% Fett	30 g	129 µg	13%
Hühnerei	58 g	105 µg	11%

Wirkung im Körper

Im Namen des wirkungsvollsten A-Vitamins, des Retinols, ist bereits seine Hauptaufgabe enthalten: Es wird in der Retina, der Netzhaut des Auges, sowohl für die Hell-Dunkel- als auch für die Farbunterscheidung benötigt. Eine weitere Aufgabe ist die Instandhaltung der dünnen Zellgewebe, die sowohl unsere sichtbare Körperhaut als auch die Oberflächen aller inneren Organe bedecken. So schützt Vitamin A den Körper wirkungsvoll vor den Angriffen durch Bakterien und Umweltbelastungen, zum Beispiel der Luftverschmutzung. Ohne Vitamin A wäre die ständig stattfindende Neubildung der Zellen, die unsere Haut funktionstüchtig hält, nicht möglich.
Kurz gesagt: Vitamin A fördert die Sehkraft und stabilisiert Haare, Haut und Zähne.

Bedarf

Täglich werden durchschnittlich 1000 Mikrogramm oder 1 Milligramm Retinol benötigt. Da die Wirksamkeit der verschiedenen Stoffe, die zur Vitamin-A-Gruppe gehören, sehr unterschiedlich ist, haben bei ihnen Angaben über den Bedarf oder die in einem Lebensmittel enthaltenen Mengen wenig Aussagekraft. Aus diesem Grund führten die Ernährungswissenschaftler den Begriff Retinol-Äquivalente ein.

Das eigentliche Retinol ist sechsmal wirkungsvoller als das »Beta-Carotin« und sogar 12mal wirkungsvoller als andere Carotinoide. Man sagt: Sechs Teile Beta-Carotin entsprechen einem Retinol-Äquivalent.

Die Angaben in der großen Tabelle erfolgen in Retinol-Äquivalenten. Wie alle fettlöslichen Vitamine kann auch Vitamin A bei übermäßiger Zufuhr nicht wieder ausgeschieden werden, so daß Überdosierungen, beispielsweise durch Vitamin-Präparate, möglich sind.

Mangelerscheinungen

Erste Zeichen eines Vitamin-A-Mangels sind Lichtscheu, herabgesetzte Sehschärfe bei Dämmerlicht bis hin zur Nachtblindheit, Mangel an Tränenflüssigkeit, trockene Bindehaut und Bindehautentzündung. Auch Appetitlosigkeit und Müdigkeit, Erkrankungen des Magen-Darm-Traktes und Leberstörungen können auftreten. Auffällig sind die Veränderungen an der Haut, die dadurch entstehen, daß die hornbildenden Zellen zu wuchern beginnen: Die Haut wird trocken und schuppig. Akne, brüchige Fingernägel, glanzlose Haare und Haarausfall können die Folge sein. Weil dadurch die Schleimhäute in Mitleidenschaft gezogen sind, werden Infektionen schlecht abgewehrt. Für Mangelerscheinungen können falsche Ernährung (zum Beispiel planlose Diät) oder eine Störung der Aufnahmefähigkeit (Resorptionsfähigkeit) des Darms verantwortlich sein. Dies ist bei verminderter Galleproduktion, bei Darm- und speziell Wurminfektionen sowie bei Alkoholismus möglich. Die schlechte Versorgung in vielen Entwicklungsländern läßt jährlich schätzungsweise eine halbe Million Kinder erblinden.

VITAMIN A – DAS »AUGENVITAMIN«

Medizinische Wirkungen

Da Vitamin A das Wachstum der unteren Hautschichten fördert, werden Cremes mit Vitamin A gegen trockene Haut und bei Psoriasis (Schuppenflechte) und Akne eingesetzt. Sie wirken unterstützend gegen vorzeitige Hautalterung nach zu intensiven Sonnenbädern.
Der Körper verbraucht bei Erkältungen bis zu 60% seines Vitamin-A-Gehalts, weshalb man durch gezielte Aufnahme seine gesamte Abwehr stärken kann. Eine etwas höhere Dosis soll außerdem bei Schnupfen die verstopfte Nase befreien.
Zahlreiche Studien weisen darauf hin, daß eine gute Versorgung mit Vitamin A bzw. Beta-Carotin einen positiven Einfluß gegen Krebsarten wie z. B. Brustkrebs haben.

Überdosierung

Symptome sind Übelkeit, Erbrechen, Kopfschmerzen, Schwindelanfälle, psychische Störungen, Sehstörungen und unkontrollierte Bewegungsabläufe. Bei extremer Überdosierung treten Schläfrigkeit, Juckreiz, Hautveränderungen und Skelettveränderungen bis zu Lebervergrößerung auf. Es wurden Schwangerschaftsabgänge und Geburtsdefekte beobachtet. Beta-Carotin ist generell nicht-toxisch.

• **Tip**
Vorsicht mit Überdosierungen, sie sind gerade bei Kindern recht schnell erreicht.

Wichtig: Vitamin A kann nur gemeinsam mit Fett vom Körper verwertet werden. Deshalb sollten Sie Karotten oder Karottensaft immer zusammen mit etwas Öl oder Fett zu sich nehmen.

VITALSTOFFE FÜR DEN KÖRPER

Vitamin D – ein Vitamin der Sonne

Vitamin D bezeichnet eine ganze Gruppe wachsähnlicher Stoffe, deren chemische Vorstufen der Körper aus Cholesterin herstellt und erst unter dem Einfluß von Sonnenlicht (ultraviolettem Licht) in ihre aktive Form umwandelt. Im menschlichen Organismus kommen vor allem zwei Formen von Vitamin D vor: das Ergocalciferol (D_2) und Cholecalciferol (D_3). Beide Stoffe zeigen die gleiche typische Vitamin-D-Wirkung.

Quellen

Lebensmittel	je Portion in Gramm	Vitamingehalt an Vitamin D	% d. empfohlenen Tagesdosis
Aal geräuchert	45 g	40,5 µg	810%
Lebertran	10 g	30 µg	600%
Matjeshering	100 g	27 µg	540%
Lachs	100 g	16,3 µg	326%
Bückling	45 g	13,5 µg	270%
Avocado	150 g	7,5 µg	150%
Steinpilze	200 g	6,2 µg	124%
Morcheln	200 g	6,1 µg	124%
Pfifferlinge	200 g	4,2 µg	84%
Rind, Leber	100 g	1,7 µg	34%
Hühnerei	58 g	1,7 µg	34%

UV-Licht ist eine weit wichtigere Vitamin-D-Quelle als die Lebensmittel. Das eigentliche Vitamin kommt tatsächlich relativ selten in der Natur vor. Weitaus häufiger sind dagegen seine Vorstufen (Provitamine), die unter UV-Einfluß zum Vitamin aufgebaut werden.

VITAMIN D – EIN VITAMIN DER SONNE

Wirkung im Körper

Vitamin D reguliert in unserem Körper das Gleichgewicht der Mineralstoffe Calcium und Phosphor, die Knochen und Zähnen ihre Festigkeit geben. Trotz ihrer starren Struktur werden gerade die Knochen, je nach der Beanspruchung des Körpers, ständig auf- und umgebaut. Für diese Aufgabe müssen Calcium und Phosphor aus dem Darm aufgenommen werden, was von Vitamin D gesteuert wird. Gleichzeitig steigert es die Einlagerung dieser beiden Mineralstoffe in Knochen und Zähne und verhindert, daß Calcium in den Nieren aus dem Blut herausgefiltert wird und so dem Körper verlorengeht.

Bedarf

Wer täglich 10 Minuten Sonnenschein auf Gesicht und Arme strahlen läßt, ist ausreichend versorgt. Da dies in unseren nördlichen Breiten und bei unserer unnatürlichen Lebensweise hinter UV-abhaltendem Fensterglas nicht automatisch gewährleistet ist, empfiehlt die DGE vorbeugend eine tägliche Zufuhr von 5 Mikrogramm für Erwachsene.

Wie alle fettlöslichen Vitamine kann auch Vitamin D bei übermäßiger Zufuhr nicht wieder ausgeschieden werden, also sind Überdosierungen, beispielsweise durch Vitamin-Präparate, leicht möglich. Zu Überdosierungen durch zuviel Sonneneinstrahlung kann es nicht kommen. Von übertriebenen Sonnenbädern ist jedoch wegen der Gefahr von Hautkrebs abzuraten.

Mangelerscheinungen

Die klassische Vitamin-D-Mangelkrankheit ist Rachitis, weshalb man Vitamin D auch das »antirachitische« Vitamin nennt. Die damit verbundene Knochenentkalkung führt bei Kindern zu bleibenden Schäden wie: Verformungen des Schädelknochens und der Wirbelsäule, zu O- beziehungsweise X-Beinen, Kieferdeformationen, Zahn-Fehlstellungen und Flecken im Zahnschmelz. Beim Erwachsenen beginnt der Vitamin-D-Mangel mit einer Muskelschwäche und erhöhter Infektanfälligkeit. Mit zunehmendem Mangel folgt auch hier Knochenerweichung, die bei Erwachsenen als »Osteomalazie« bezeichnet wird. Als Ursache einer Unterversorgung kommen verschiedene Möglichkeiten in Betracht: An erster Stelle steht zuwenig Sonne, sehr selten eine Magen-Darm-Störung oder generelle Fettunverträglichkeit wegen Erkrankungen der Galle oder der Bauchspeicheldrüse. Da bei älteren Menschen die Eigenproduktion von Vitamin D über die Haut abnimmt, muß hier vor dem ständigen Gebrauch von Sonnenschutzmitteln ab Faktor 8 abgeraten werden. Leider ist es die gleiche Strahlung, die Falten oder gar Hautkrebs erzeugt, aber auch für die körpereigene Vitaminproduktion zuständig ist.

Medizinische Wirkungen

Vitamin D wird verschrieben, wenn es beispielsweise nicht in ausreichendem Maße vom Körper hergestellt werden kann, infolge von Leber- und Nieren-Erkrankungen, zur Vorbeugung gegen Rachitis und in Zeiten eines deutlichen Mehrbedarfs (während Schwangerschaft und Stillzeit). Es verhindert die typische Knochenerkrankung »Osteoporose«, an der vor allem viele ältere Frauen nach den Wechseljahren erkranken: erhöhte Brüchigkeit, die Ursache der häufigen Hüftbein- oder Oberschenkelhalsbrüche nach kleineren Stürzen.

Überdosierung

Die Symptome sind Schwäche, Übelkeit mit Erbrechen, Durchfall, Kalkablagerungen in den Organen, in schweren Fällen Nierenschäden.

VITAMIN E – FAST EIN JUNGBRUNNEN

• **Tip**
Da Sonnenlicht in unserer Haut die Vitamin-D-Bildung stimuliert, sollten Sie regelmäßig für viel Bewegung in frischer Luft sorgen. Normales Fensterglas ist für UV-Licht undurchlässig. Ältere Menschen sollten früh morgens oder am späten Nachmittag die Sonne genießen, dann ist die Strahlung nicht so gefährlich.

> **Wichtig:** Die unkontrollierte Einnahme von Vitamin-D-Tabletten ist gefährlich, weil unser Körper ein Zuviel von diesem fettlöslichen Vitamin nicht ausscheiden kann. Hiervon sind besonders ältere Menschen mit erhöhten Blut-Cholesterin-Werten betroffen, denn Cholesterin ist die Vorstufe von Vitamin D.

Vitamin E – fast ein Jungbrunnen

Zu Vitamin E gehören insgesamt acht Stoffe (Tocopherole), die zwar alle chemisch nah miteinander verwandt sind, sich aber in ihrer Wirksamkeit stark unterscheiden. Der wichtigste, weil bereits in geringster Dosierung wirksame Stoff mit Vitaminwirkung ist das α-Tocopherol. Um vergleichbare Angaben machen zu können, wurde der Gehalt der Lebensmittel in der Tabelle jeweils in der gesamten Vitamin-E-Aktivität ausgedrückt. Insgesamt werden im Darm nur 40% der Tocopherole aufgenommen. Rein äußerlich betrachtet sind die Stoffe mit Vitamin-E-Wirkung hitzestabile Öle, die selbst Temperaturen bis 100° Celsius unbeschadet überstehen.

Quellen

Lebensmittel	je Portion in Gramm	Vitamingehalt an Vitamin E	% d. empfohlenen Tagesdosis
Weizenkeimöl	10 g	17,45 mg	145%
Sojabohnen	75 g	10 mg	83%
Schwarzwurzeln	200 g	10 mg	83%
Puter	100 g	2,5 mg	21%
Paprikafrüchte, roh	100 g	2,5 mg	21%
Leinsamen, ungeschält	10 g	129 mg	13%
Knollensellerie	200 g	1,1 mg	9%

Wirkung im Körper

Vitamin E schützt Fette, andere Vitamine (vor allem gemeinsam mit Vitamin A, C und Selen), Hormone und Enzyme vor der Zerstörung durch »freie Radikale« – gefährliche, weil sehr verbindungsfreudige Stoffe. Sie entstehen einerseits in der Atmosphäre bei hoher Luftverschmutzung aus der Verbindung von Stickoxiden und Ozon und sind andererseits bei psychischem Streß vermehrt im Körper zu finden. Kommt Fett mit freien Radikalen zusammen, wird es ranzig.

Die von Chemikern »antioxidativ« genannte Wirkung macht Vitamin E (ebenso wie Vitamin A, C und Selen) fähig, die krebserregende Wirkung zahlreicher Schadstoffe aus unserer Umwelt zu begrenzen. Ein unterversorgter Organismus ist jedenfalls für Krebs deutlich anfälliger. Darüber hinaus ist Vitamin E maßgeblich an der Stabilisierung der Zell-Membranen beteiligt. Alterungsprozesse scheinen mit unkontrollierten Reaktionen freier Radikale zusammenzuhängen. Indem es in unserem Körper die Innenwände der Arterien gegen Kalkablagerungen widerstandsfähiger macht, schützt es vor Arteriosklerose. Da Vitamin E zudem die Wundheilung beschleunigt, verringert es die Narbenbildung.

VITAMIN E – FAST EIN JUNGBRUNNEN

Schließlich ist Vitamin E auch für den Eisenstoffwechsel wichtig.

Bedarf

Laut Angaben der DGE werden durchschnittlich 12 Milligramm pro Tag benötigt.
Von den verschiedenen in Lebensmitteln enthaltenen Tocopherolen überwiegt das »Alpha-Tocopherol«. 1 Milligramm Alpha-Tocopherol erzielt die gleiche Vitamin-E-Wirkung wie 1 »Internationale Einheit« (I.E.) Vitamin E. Mit dieser Einheit wird die Wirksamkeit aller Substanzen mit Vitamin-E-Wirkung berechnet.

Mangelerscheinungen

Treten bei gesunden Menschen in der Regel nicht auf, da Vitamin E in allen Grundnahrungsmitteln zu finden ist und außerdem im Fettgewebe gespeichert wird. In den äußerst seltenen Fällen von Vitamin-E-Mangel kann es zu Nerven- und Muskelabbau, Verdauungsstörungen und Allergien kommen. Bei Männern könnte dies eine Ursache für Libidomangel und Spermien-Motilitätsschwäche sein, bei Frauen für spontane Aborte und Unfruchtbarkeit. Die Ursachen sind entweder eine generelle Unterernährung oder in unseren Breiten: gestörte Fettresorption, Gelbsucht, Erkrankungen von Bauchspeicheldrüse oder Gallenblase. Außerdem kann ein Mangel bei frühgeborenen Kindern vorkommen, weil diese nur minimale Vorräte besitzen.

Medizinische Wirkungen

Vitamin E lindert entzündliche Prozesse bei Rheuma und die damit verbundenen Schmerzen. Gemeinsam mit Vitamin B_6 soll es bei Frauen gegen Menstruationsschmerzen helfen.
Die konservierende (antioxidative) Wirkung des Vitamins macht sich in jüngster Zeit auch die Kosmetikindustrie zunutze. Salben und Cremes beigemischt, steigert es das Feuchthaltevermögen der oberen Hornschicht unserer Haut und hemmt Entzündungen. Vitamin E wird als Bestandteil vieler Sonnencremes eingesetzt, in denen es die Hautkrebs erzeugende Wirkung ausgedehnter Sonnenbäder eindämmen soll.

Überdosierung

Aufnahmen bis zu 100 mg liegen noch im normalen Bereich, bis 300 mg wurden keinerlei Vergiftungserscheinungen festgestellt. In Versuchen mit extrem hohen Vitamin-E-Gaben wurden erhöhte Blutungstendenzen, verringerte Immunabwehr, Verdauungsstörungen, Müdigkeit, Hautentzündungen und eine Blockierung von Vitamin K gefunden.

- **Tip**

Vitamin E verhindert den Verderb pflanzlicher Öle. Da es selbst jedoch durch Tageslicht zerstört wird, sollten Sie Öle in getönten Glasflaschen und dunkel aufbewahren.

Wichtig: Vitamin E schützt unsere Haut vor den Schäden durch Umweltgifte und übermäßige Sonnenbestrahlung.

Vitamin K – stoppt Blutungen

Vitamin K bezeichnet eine große Gruppe von Stoffen mit ähnlichen physikalisch-chemischen Eigenschaften. Aufgrund neuer Analysemethoden gibt es seit einigen Jahren neue, zum Teil von den alten Werten erheblich abweichende Vitamin-K-Angaben.

Quellen

Lebensmittel	je Portion in Gramm	Vitamingehalt an Vitamin K	% d. empfohlenen Tagesdosis
Grünkohl	200 g	1634 µg	2334%
Rosenkohl gekocht	200 g	1140 µg	1629%
Spinat	200 g	670 µg	958%
Fenchel	200 g	480 µg	686%
Kiwi	150 g	42,8 µg	61%
Haferflocken	60 g	37,8 µg	54%
Avocado	150 g	30,5 µg	44%

Ein bestimmtes Vitamin K, das Menachinon, wird von den Kolibakterien in unserem Darm gebildet.

Wirkung im Körper

Vitamin K fördert die Blutgerinnung, da es am Aufbau der Blutgerinnungsfaktoren beteiligt ist. Gemeinsam mit Vitamin D ist es so am ständigen Auf- und Umbau der Knochen beteiligt.

Bedarf

Gemäß Angaben der DGE durchschnittlich 70 Mikrogramm pro Tag. Der tatsächliche Bedarf an Vitamin K aus der Nahrung ist für gesunde Erwachsene sehr gering, wenn überhaupt vorhanden, da die Darmbakterien genügend Vitamin K produzieren. Lediglich für Neugeborene ist die Nahrung der entscheidende Vitamin-K-Lieferant, ihnen fehlt noch die Darmflora, die Vitamin K herstellt.

Mangelerscheinungen

Erhöhte Neigung zu Blutungen (die zwei bis vier Minuten anhalten), da die Blutgerinnungsfaktoren fehlen. Ein typisches Frühsymptom kann Zahnfleischbluten sein.
Häufigste Ursache beim erwachsenen Menschen sind Lebererkrankungen oder der hohe Verbrauch von Medikamenten, die die Aufnahme von Vitamin K in den Körper beeinträchtigen. Meist sind jedoch Störungen der Darmflora, beispielsweise nach Antibiotikabehandlungen, oder eine gestörte Fettresorption, vor allem beim mechanischen Verschluß der Gallenwege (durch Gallensteine), für einen Mangel verantwortlich.
Gefährdet sind außerdem Neugeborene und Säuglinge, die gestillt werden, dann, wenn ihre Mütter Medikamente nehmen. Diese Kinder sollten vorbeugend Vitamin K erhalten.

Medizinische Wirkungen

Vitamin K ist gerade bei älteren Menschen für die Gesunderhaltung der Knochen verantwortlich. Es kann offensichtlich auch, neben Vitamin D, das Problem der Osteoporose (Brüchigkeit der Knochen) verringern.

Überdosierung

Tritt sehr selten auf, weil Vitamin K nicht giftig ist. Nach Injektion starker Dosen sind Störungen des Blutbildes und allergische Hautreaktionen möglich.

• Tip

Megadosen an Vitamin A und E wirken entgegen dem Vitamin K, so daß in solchen Fällen unkontrollierte Blutungen beobachtet wurden.

> **Sonderfall:** Menschen, die Antikoagulantien (Blutverdünnungsmittel) nehmen müssen, sollten theoretisch Vitamin-K-haltige Lebensmittel vermeiden, was sich in der Praxis als zu schwierig erweist, weil die Aufnahme des Vitamin im Darm kaum kontrollierbar ist und es ja zusätzlich von den eigenen Darmbakterien produziert wird.

Vitamin B_1 – die reinste »Nervennahrung«

Reines Vitamin B_1 ist ein wasserlösliches, weißes Pulver, das man auch als Thiamin bezeichnet. Es ist eines der ersten Vitamine, die man entdeckte.

Quellen

Lebensmittel	je Portion in Gramm	Vitamingehalt an Vitamin B_1	% d. empfohlenen Tagesdosis
Schwein, Kotelett	100 g	0,8 mg	63%
Huhn, Brust	100 g	0,7 mg	54%
Sonnenblumenkerne	30 g	0,6 mg	44%
Weizenvollkornbrot	175 g	0,4 mg	33%
Kichererbsen	75 g	0,4 mg	33%
Mungobohnen	75 g	0,4 mg	28%
Haferflocken	50 g	0,3 mg	23%
Weizenkeime	15 g	0,3 mg	21%

Die wichtigste Quelle sind Getreideprodukte (zum Beispiel Vollkornbrot), mit denen durchschnittlich etwa 40% des Tagesbedarfs gedeckt werden können. Das Vitamin steckt hier hauptsächlich im Keim und in den Randschichten des Korns, die bei der Herstellung von Weißmehl oder geschältem Reis jedoch entfernt werden. Das vitaminarme Weißmehl hat – rein technisch – den Vorteil der längeren Haltbarkeit, weil speziell der Keim durch seinen Reichtum an ungesättigten Fettsäuren recht schnell ranzig wird.

Wirkung im Körper

Vitamin B_1 ist an den meisten Prozessen der Energiegewinnung aus Kohlenhydraten beteiligt. Es ist notwendiger Baustein von mindestens 24 daran beteiligten Steuerstoffen (Enzymen). Bei einer Thiamin-armen Ernährung mit viel Zucker und Auszugsmehl verbraucht unser Körper alle seine Vitamin-B_1-Reserven. Aus diesem Grund werden Zucker und weißes Mehl mitunter als »Vitamin-B_1-Räuber« bezeichnet.

Darüber hinaus spielt Thiamin eine wichtige Rolle bei der Erregungsübertragung von Nerven auf den Muskel und bei der Regeneration des Nervensystems nach großer Belastung. Thiamin fördert normales Wachstum, Fruchtbarkeit, Stillfähigkeit und stabilisiert den Appetit.

Bedarf

Er beträgt laut Angaben der DGE durchschnittlich 1,2 Milligramm pro Tag. Er steigt mit der Menge der verzehrten Kohlenhydrate und ist im Alter und bei Alkoholikern (wegen der durch Alkohol häufig gestörten Magen-Darm-Funktion) erhöht.

Da das wasserlösliche Vitamin mit dem Schweiß verlorengeht, haben alle Menschen, die viel schwitzen (Kranke, Schwerstarbeiter und Leistungssportler) einen erhöhten Bedarf.

Mangelerscheinungen

Über die bedeutendste Vitamin-B_1-Mangelkrankheit wurde bereits 2697 v. Chr. in China berichtet: Beriberi. Sie war noch zu Anfang unseres Jahrhunderts in Indien eine der häufigsten und – bis zur Entdeckung des Vitamins B_1 – unheilbaren Krankheiten. Der Name Beriberi bedeutet »Schafsgang«, da bei den Kranken die Beine versteifen, wodurch ihr Gang dem von Schafen zu ähneln beginnt.

Bei normaler Lebens- und Ernährungsweise tritt diese Thiamin-Mangelkrankheit in unseren Breiten kaum auf. Trotzdem gehört Thiamin zu den Vitaminen, bei denen ein verdeckter Mangel relativ häufig ist. Er äußert sich in diffusen Symptomen wie Verdauungsstörungen, Appetitmangel, Müdigkeit und nachlassendem Gedächtnis.

Schwere Mangelsymptome kann man deutlich in zwei Kategorien einteilen: Zum einen kommt es zu Erkrankungen der Herzkranzgefäße mit Beklemmungsgefühlen, Atemnot und Herzrhythmusstörungen. Zum anderen können nervöse Störungen wie Nervenentzündungen, Muskelschmerzen und Muskelkrämpfe, Fußbrennen oder Kribbeln in den Fingern und auch Depressionen auftreten. Manche Ärzte sehen in der zu geringen Zufuhr speziell an Thiamin einen entscheidenden Faktor für die Entstehung psychischer Störungen.

Wichtigste Ursache der bei uns relativ verbreiteten Vitamin-B_1-Unterversorgung ist die Zivilisationskost, also weißes Mehl, Zucker, Süßigkeiten und geschälter Reis. Da Thiamin bei einem pH-Wert über 8 schnell zerstört wird, geht es in Bohnen oder Erbsen, deren schöne grüne Farbe durch die Beigabe von Natriumbicarbonat (Natron) erreicht wurde, verloren. Schließlich ist es sehr empfindlich gegenüber Hitze, Bestrahlung, extrem wasserlöslich und reagiert auf die Zugabe von Schwefel (getrocknetes Obst) d. h. gegen fast jede Art von Bearbeitung (mit Ausnahme des Tiefgefrierens). Weitere Gründe können körperliche

Überlastung, Alkoholismus und chronische Darm- und Leber-Erkrankungen sein.

Medizinische Wirkungen

Thiamin wird selbstverständlich zur Behandlung aller Arten von Vitamin-B$_1$-Mangel und seinen Nebenwirkungen eingesetzt: Das betrifft Beriberi-Kranke ebenso wie schwangere und stillende Frauen, deren Bedarf deutlich erhöht ist, Menschen mit alkoholbedingten Herzerkrankungen und auch Zuckerkranke, bei denen Thiaminmangel als Folge ihrer Stoffwechselkrankheit auftritt.
Vitamin B$_1$ hilft bei einigen Arten von Muskelschwäche, bei Taubheitsgefühlen in Händen und Füßen und manchmal sogar bei Lähmungserscheinungen.
Da Thiamin Schwefel enthält, der gemeinsam mit den Schweißabbauprodukten für Mücken unangenehm riecht, wirkt Vitamin B$_1$ in einer Menge von etwa 1000 Milligramm an als Mückenschutz. Für Malariagebiete ersetzt dies allerdings keine Impfung.

Überdosierung

Nach Injektionen mit mehr als der hundertfachen Tagesdosis können Kopfschmerzen, Krämpfe, Schwäche, Allergie und Herzrhythmusstörungen auftreten. Eingenommenes Vitamin B$_1$ zeigt dagegen keine Nebenwirkungen, weil nie mehr als 5 Milligramm aufgenommen werden.

• **Tip**
Essen Sie anstelle von stark bearbeiteten, industriell hergestellten Lebensmitteln viel Frischkost und Bierhefe.

Wichtig: Mit Vollkornprodukten sichern Sie Ihre Vitamin-B$_1$-Versorgung.

Vitamin B$_2$ – schützt die Haut

Vitamin B$_2$ wurde früher »Lactoflavin« genannt, weil es der Milch ihren Gelbstich verleiht. Heute spricht man hauptsächlich von Riboflavin, da einer seiner Bausteine die Zuckerart Ribose ist. Das chemisch reine Vitamin B$_2$ ist ein wasserlösliches, orangegelbes Pulver, das in der Lebensmittelindustrie häufig als natürlicher Farbstoff eingesetzt wird.

Quellen

Lebensmittel	je Portion in Gramm	Vitamingehalt an Vitamin B$_2$	% d. empfohlenen Tagesdosis
Huhn, Leber	100 g	2,5 mg	166%
Champignons	200 g	0,9 mg	56%
Butterpilz	200 g	0,8 mg	53%
Spinat	200 g	0,5 mg	31%
Brokkoli	200 g	0,5 mg	31%
Grünkohl	200 g	0,5 mg	31%
Seelachs	100 g	0,4 mg	25%
Trinkmilch	200 ml	0,4 mg	25%
Schwein, Filet	100 g	0,3 mg	21%
Joghurt	150 g	0,3 mg	17%
Hüttenkäse	50 g	0,3 mg	16%

Fast alle Lebensmittel, ausgenommen Früchte, enthalten reichlich Vitamin B$_2$. Die meisten Menschen decken ihren Bedarf durch Milchprodukte aller Art.

Wirkung im Körper

Ähnlich wie Vitamin B$_1$ ist auch Riboflavin Bestandteil (Coenzym) vieler Enzyme, die die energieliefernden Prozesse beim Zuckerabbau steuern. Es ist Coenzym bei den

Auf- und Abbauprozessen von Fetten und Eiweißen und deshalb in allen lebenden Zellen nachweisbar. Darüber hinaus unterstützt es die Heilungsprozesse der Haut und ergänzt die Wirkung des Vitamins B_6 (→ Vitamin B_6, Seite 31).

Bedarf

Durchschnittlich benötigen wir 1,6 Milligramm pro Tag. Vitamin B_2 wird in geringem Umfang auch im Darm hergestellt, und zwar um so mehr, je mehr Ballaststoffe in der Nahrung enthalten sind. Ob diese Produktion allerdings tatsächlich zur Bedarfsdeckung beiträgt, ist unklar.
Neben Schwangerschaft und Stillzeit steigt der Riboflavinbedarf auch mit erhöhtem Eiweißkonsum (viel Fleisch, Fisch oder Milch).

Mangelerscheinungen

Normalerweise ist Vitamin B_2 ausreichend in der Nahrung vorhanden. Wirklich gravierende und vor allem reine Riboflavin-Mangelerscheinungen sind bei uns kaum bekannt. Recht häufig treten sie allerdings in Dritte-Welt-Ländern als Begleiterscheinung allgemeiner Unterernährung auf.
Die ersten Mangelsymptome können Müdigkeit, Arbeitsunlust, Halsschmerzen, rissige und rauhe Mundwinkel und brennende Augen sein.
Die klassische Mangelkrankheit, an der allerdings neben B_2 auch ein Mangel an den Vitaminen Niacin, B_6 und Folsäure beteiligt ist, heißt Pellagra, früher die chronische Krankheit der armen Landbevölkerung, die in ihrer Ernährung nur auf Mais angewiesen war. Der Name kommt aus dem Lateinischen: von »Rauhe Haut«, denn die Krankheit beginnt immer mit typischen Veränderungen an Hautpartien, die der Sonne ausgesetzt sind. Die Krankheit konnte damals mit Hefe geheilt werden, von der man heute weiß, daß sie sehr vitaminreich ist.

VITAMIN B₂ – SCHÜTZT DIE HAUT

Die Ursache solcher Mangelerscheinungen kann unterschiedlich sein: Fehlernährung, Riboflavin wird durch Licht zerstört und durch Waschen ausgeschwemmt, erhöhter Bedarf wegen Schwangerschaft und Stillzeit, die ungenügende Aufnahme oder möglicherweise auch die Pille.

Medizinische Wirkungen

Vitamin B_2 wird gegen Mangelerscheinungen als Folge von Darmerkrankungen wie Sprue oder Zöliakie und selbstverständlich bei bestehender Pellagra sowie bei Gürtelrose eingesetzt.
Einige Ärzte verschreiben es auch gegen Migräne und Muskelkrämpfe, obwohl hier die Wirkung nicht garantiert werden kann. Die ausreichende Versorgung der Mutter mit Riboflavin schützt die Entwicklung des Babys schon im Mutterleib. Ähnlich wie die Vitamine E und C wirkt auch B_2 als Radikalfänger (→ Vitamin E, Seite 15) gegen Schadstoffe aus der Luftverschmutzung.

Überdosierung

Symptome sind keine bekannt.

• Tip
Vorsicht vor Fehlernährung in der Schwangerschaft! Die Symptome sind unspezifisch und daher kaum zu erkennen; ein gut versorgter Organismus ist der beste Schutz vor schädlichen Umwelteinflüssen.

> **Wichtig:** Bei Verzicht auf Milchprodukte kann es leicht zu einem Vitamin-B_2-Mangel kommen.

VITALSTOFFE FÜR DEN KÖRPER

Niacin – Fitneß für Körper und Geist

Das Vitamin Niacin tritt in Form von Nikotinsäure und Nikotinsäureamid auf. Damit es nicht mit dem Nikotin des Tabaks verwechselt werden kann, wurde der Begriff Niacin geschaffen. Er setzt sich aus »Ni« für Nikotin, »ac« für acid (englisch Säure) und »in« für Vitamin zusammen.

Quellen

Lebensmittel	je Portion in Gramm	Vitamingehalt an Niacin	% d. empfohlenen Tagesdosis
Pfifferlinge	200 g	13 mg	72%
Huhn, Brust	100 g	10,5 mg	58%
Vollkornbrot m. Soja	175 g	8,7 mg	49%
Lachs	100 g	7,5 mg	43%
Kalb, Brust	100 g	6,1 mg	34%
Teigwaren aus Hartgries, roh	100 g	4,2 mg	23%
Grünkohl	200 g	4,2 mg	23%
Hefeflocken	10 g	3,4 mg	19%
Mais	150 g	2,6 mg	17%

Niacin liegt im Mais in einer für den Menschen unbehandelt nicht verwertbaren Form vor. Deshalb kam es in Europa nach der Einführung des Mais zu weitverbreiteten Epidemien der Mangelkrankheit Pellagra, die man in dem ursprünglichen Verbreitungsgebiet des Mais, in Zentralamerika, nicht gekannt hatte. Dort wurde das im Mais enthaltene Niacin nach traditionellen indianischen Methoden durch Kochen in Kalkwasser für die Verdauung nutzbar gemacht. Zusätzlich wurde in Lateinamerika schon immer viel Kaffee getrunken, der nachweislich zur Bedarfsdeckung beiträgt.

Wirkung im Körper

Niacin ist gemeinsam mit B_2 Bestandteil vieler Enzyme, die im Stoffwechsel die Energiegewinnung und die Energiebereitstellung steuern. Innerhalb der Zellen sorgt Niacin dafür, daß jeweils am richtigen Ort die richtigen Zellen gebildet und geschädigte Erbinformationen repariert werden. Niacin sichert die Funktionsfähigkeit von Nervensystem und Magen-Darm-Trakt und erhält die Sauerstoffkapazität des Blutes, indem es die Verklumpung der roten Blutkörperchen verhindert.

Bedarf

Durchschnittlich geht man von einem Bedarf in Höhe von 15 bis 18 Milligramm pro Tag aus. Der exakte Bedarf ist nicht bekannt, da er etwa zu einem Drittel durch die Umwandlung der Aminosäure Tryptophan (Rindfleisch und Eier enthalten davon besonders viel) in Niacin gedeckt wird. Dieser Prozeß findet allerdings nur statt, wenn ausreichend Vitamin B_2, B_6, Folsäure und Eiweiß vorhanden sind. Andernfalls wird Tryptophan für die Eiweißsynthese des Körpers verwendet.

Mangelerscheinungen

Die klassische Mangelkrankheit ist Pellagra, »Rauhe Haut« genannt, die auch beim Mangel an B_2, B_6 und Folsäure auftritt. Außerdem verändern sich die Schleimhäute des Mundes, des Magens und des Darms. Die Zunge wird hochrot, schwillt an und entzündet sich. Daneben treten Appetitlosigkeit, Erbrechen, Durchfall oder Verstopfung auf. Typisch sind auch nervöse Störungen mit Schlaflosigkeit, Gedächtnisstörungen, Kopfschmerzen und in schweren Fällen Depressionen. Mangel an Niacin tritt auch auf bei einseitiger Ernährung mit vorwiegend Mais oder Sorghum (Hirseart) und bei Mangel an Vitamin B_6, das an der Umwandlung des Tryptophan in Niacin beteiligt ist. Mangelerscheinungen folgen auch auf eine allgemein eiweißarme Ernährung, Eiweißverwertungsstörungen, angeborene Störungen des Niacinstoffwechsels und bei Alkoholismus.

Medizinische Wirkungen

Niacin wird eingesetzt bei Kopfschmerzen, Schlafstörungen, Halluzinationen, Verwirrtheitszuständen und epilepsieartigen Schüttelkrämpfen aufgrund von Niacinmangel. Verordnet wird es außerdem bei arteriosklerotisch bedingten Durchblutungsstörungen und bei erhöhten Blutfettwerten, da ab einer Dosis von 3 g pro Tag Niacin den Cholesterinspiegel des Blutes senkt, was mit der eigentlichen Vitaminwirkung allerdings nichts mehr zu tun hat.
Die Anhänger des amerikanischen Vitaminforschers Professor Linus Pauling nutzen Niacin als diagnostisches Hilfsmittel bei psychotischen Störungen, deren Ursache nicht verstanden wird. Falls die Ursache Vitamin-Mangel war, sollte die Störung 24 Stunden nach einer Niacin-Gabe behoben sein.
Die bereits erwähnte Stabilisierung der roten Blutkörperchen vermag auch Altersschwäche zu verzögern.

Überdosierung

Mehr als 100 Milligramm pro Tag lösen Symptome wie Gefäßerweiterung, Hautjucken, Übelkeit und Kopfschmerzen sowie allergische Reaktionen aus Gichtpatienten sollten vorsichtig sein mit Niacin, weil es die Ausscheidung der Harnsäure behindert.

• **Tip**
Da vor allem tierische Lebensmittel reich an Niacin sind, sollten Vegetarier ihre Kost durch Weizenkeime, Bierhefe, Erdnüsse und Pilze als Quellen für Niacin bereichern.

VITAMIN B6 – DAS VITAMIN FÜR SCHWANGERE

Wichtig: Niacin hat eine enge Beziehung zum Eiweißstoffwechsel. Deshalb sind bei eiweißarmer Ernährung oder einer Eiweißverwertungsstörung Mangelerscheinungen möglich, die sich in depressiven Stimmungen äußern können.

Vitamin B_6 – das Vitamin für Schwangere

Bei Vitamin B_6 handelt es sich um drei gleichwertige Vitaminstoffe: Pyridoxol, Pyridoxal und Pyridoxamin. Üblicherweise spricht man von Pyridoxin, wenn man die gesamte Vitamin-B_6-Gruppe meint.

Quellen

Lebensmittel	je Portion in Gramm	Vitamingehalt an Vitamin B_6	% d. empfohlenen Tagesdosis
Flußkrebs	100 g	2,1 mg	118%
Sardinen	100 g	1,0 mg	56%
Lachs	100 g	1,0 mg	56%
Kalb, Leber	100 g	0,9 mg	50%
Hirsch	100 g	0,8 mg	44%
Banane	200 g	0,7 mg	39%
Rind, Leber	100 g	0,7 mg	39%
Weizenkeime	15 g	0,6 mg	33%
Rosenkohl	200 g	0,6 mg	33%
Möhren	200 g	0,5 mg	28%
Avocado	100 g	0,5 mg	28%
Steinmetzbrot	175 g	0,5 mg	28%
Kartoffeln	250 g	0,5 mg	28%

Wirkung im Körper

Vitamin B_6 ist wichtiger Bestandteil der Enzyme, die den Auf- und Abbau von Eiweiß im Körper steuern. Es ist mit dabei, wenn unsere Energiereserven (in Form von Glykogen) in Zucker umgebaut werden, um so Energie bereitzustellen. Auch an der Bildung von Gallensäuren (zur Fettverdauung), des Blutfarbstoffs Hämoglobin und von einigen Gewebshormonen ist Vitamin B_6 beteiligt.

Von großer Bedeutung ist auch seine Mitwirkung im Nervensystem, wo es als Übertragersubstanz die Impulse zwischen den Nervenzellen vermittelt.

Ähnlich wie Vitamin A und Niacin ist Vitamin B_6 für Wachstumsprozesse in Kindheit und Jugend bedeutsam, indem es die Spezialisierung und Teilung von Zellen steuert. Diese Funktion macht es neben der Folsäure zum wichtigsten »Schwangerschaftsvitamin«. Da der Prozeß der Neubildung von Zellen eng mit der Bereitstellung von Antikörpern zusammenhängt, die von unserem körpereigenen Abwehrsystem zur Erkennung von Fremdstoffen gebildet werden, unterstützt Vitamin B_6 auch das Immunsystem.

Bedarf

Die DGE empfiehlt durchschnittlich 1,7 Milligramm pro Tag. Der Bedarf ist von der Art der Ernährung, dem allgemeinen Gesundheitszustand und der Eiweißzufuhr abhängig und unterliegt gewissen Schwankungen. Bei der Einnahme bestimmter Medikamente wie Antibabypille, Antibiotika oder Antidepressiva steigt der Bedarf.

VITAMIN B6 – DAS VITAMIN FÜR SCHWANGERE

Mangelerscheinungen

In den Industriestaaten ist massiver Mangel relativ selten, da Vitamin B_6 in vielen Lebensmitteln vorkommt. Leichte Unterversorgung ist dagegen recht weit verbreitet. Sie äußert sich in schlechter Haut, wunden Mundwinkeln, Darmbeschwerden, Müdigkeit, Niedergeschlagenheit und erhöhter Infektionsanfälligkeit. Vitamin-B_6-Mangel ist einer der Gründe für (Pillen-)Depressionen. Bei verschärftem Mangel kommt es zu Funktionsstörungen der Leber und des Nervensystems. Calcium, Magnesium und Phosphor werden nicht mehr richtig verwertet, und es tritt Eisenmangel auf. Vitamin B_6-Mangel gilt als eine mögliche Ursache für Beschwerden mit der Menstruation: vorherige Wasseransammlungen im Gewebe, unregelmäßige Blutungen und Akne.

Da es insbesondere beim Eiweißstoffwechsel verbraucht wird, leidet fast die Hälfte aller Schwangeren unter Ödemen und Übelkeit aufgrund eines Mangels. Deshalb wird Schwangeren und Frauen, die die Pille nehmen, häufig geraten, ein Vitamin-B_6-Präparat einzunehmen. Dies sollte jedoch unter Aufsicht eines Arztes geschehen.

Säuglinge reagieren auf Mangelzustände mit Nervosität und Krampfneigungen. HIV-positive Patienten können selbst dann unterversorgt sein, wenn sie B-Vitamin-Präparate einnehmen.

Medizinische Wirkungen

Pyridoxin wird gegen Beschwerden vor der Periode, Schwangerschaftsübelkeit, gegen Hautkrankheiten, Depressionen, Husten und Atembeschwerden, gegen Schwindel, bei Reisekrankheit und nach Narkosen eingesetzt. Angeblich soll es auch die Nebenwirkungen der Strahlentherapie gegen Krebs begrenzen. Eine kombinierte Magnesium-Vitamin-B_6-Therapie zeigte deutliche Verbesserung bei autistischen Kindern.

Überdosierung

Täglich mehr als 2000 Milligramm, über längere Zeit eingenommen, können Nervenschäden hervorrufen, schon ab 500 Milligramm/Tag tritt Gefühllosigkeit in Händen und Füßen auf, was sich bis zu Lähmungserscheinungen steigern kann.

• **Tip**
Essen Sie Vollkornprodukte, denn bei der »Veredelung« von Vollkornmehl in Weißmehl gehen 85% des Pyridoxins verloren.

Wichtig: Frauen, die über Jahre eine Antibabypille nehmen, leiden sehr häufig unter Vitamin-B_6-Mangel. Fragen Sie Ihren Arzt!

Folsäure – das Problem beim Kantinenessen

Folsäure ist der Sammelname für eine Reihe von Verbindungen mit gleicher Wirkung.
Die verschiedenen Substanzen mit Folsäure-Wirkung sind in unterschiedlichem Maße für unseren Körper verfügbar: Etwa ein Viertel der Folsäure liegt in einer freien Form vor, die zu 100% aufgenommen werden kann. Die restliche, gebundene Folsäure kann dagegen in unserem Darm nicht vollständig resorbiert werden. Häufig werden nur 20% verwertet. Da von dieser gebundenen Folsäure also eine wesentlich größere Menge als von freier Folsäure erforderlich ist, um die typische Vitaminwirkung zu erzielen, haben die Ernährungswissenschaftler den Begriff Folsäure-Äquivalente eingeführt. Ein Gramm Folsäure-Äquivalent hat die gleiche Vitamin-Wirkung wie ein Gramm freie Folsäure. In der Tabelle erfolgen die Men-

genangaben als Gesamtfolsäure, wenn sie kursiv gesetzt sind und als Folsäure-Äquivalent in Normalschrift. Von letzterer braucht der Körper jeweils weniger für die entsprechende Vitamin-Wirkung, weshalb auch für den Tagesbedarf beide Werte angegeben sind.

Quellen

Lebensmittel	je Portion in Gramm	Vitamingehalt an Folsäure Gesamtfols.	% d. empfohlenen Tagesdosis
Rind, Leber	100 g	592 µg	197%
Huhn, Leber	100 g	370 µg	127%
Grünkohl	200 g	374 µg	125%
Hefe	10 g	370 µg	123%
Mungobohnen	75 g	368 µg	123%
Spinat	200 g	290 µg	97%
Kichererbsen	75 g	255 µg	85%
Endiviensalat	200 g	218 µg	73%
Fenchel	200 g	200 µg	67%
Rote Bete/Rüben	200 g	166 µg	55%
Kohlrabi	200 g	140 µg	47%
Erdbeeren frisch	150 g	97,5 µg	33%

Wirkung im Körper

Folsäure spielt eine wichtige Rolle im Stoffwechsel von Eiweiß und bei der Herstellung der Nukleinsäuren, den Trägern der Erbinformationen. Dadurch ist die Folsäure sowohl an der Zellteilung als auch an der Zellneubildung beteiligt. Gemeinsam mit dem Vitamin B_{12} verhindert es Anämie (Blutarmut), weil beide Vitamine für die Reifung der roten Blutkörperchen im Knochenmark erforderlich sind.

Bedarf

Laut Angaben der DGE werden täglich etwa 300 Mikrogramm Gesamtfolsäure benötigt, von der nur etwa 40% aufgenommen werden. Für die vollständig aufgenommene freie Folsäure bzw. die Folsäure-Äquivalente empfiehlt die DGE 150 Mikrogramm pro Tag. Für Kinder in Zeiten verstärkten Wachstums, schwangere und stillende Frauen und bei langfristiger Einnahme der Pille ist der Bedarf erhöht.

Mangelerscheinungen

Sind bei uns besonders unter jungen Frauen zwischen 13 und 24 Jahren verbreitet. Die Symptome sind Veränderungen des Blutbildes, sowie der Schleimhäute und Verdauungsstörungen sowie geistige Ermüdung. Die wichtigste Ursache ist eine Schwangerschaft: Der Fötus wird mit Folsäure bevorzugt versorgt, so daß bis zu 60% aller schwangeren Frauen in eine Mangelsituation geraten. Sehr großer Mangel wird auch für das Baby gefährlich, Früh- oder sogar Totgeburten können die Folge sein. Die häufigste Ursache für Folsäuremangel sind zu wenig frisches Obst und Gemüse und zu lange Koch- und Warmhaltezeiten – ein typisches Problem bei Kantinenernährung. Auch die ungenügende Aufnahme infolge von Erkrankungen des Dünndarms, eine zu hohe Vitamin-B_6-Zufuhr oder Eisenmangel können dafür verantwortlich sein. Ein wichtiges Folsäure verwertendes Enzym ist von Eisen abhängig.

Medizinische Wirkungen

Folsäure wird vorwiegend bei akutem Mangel verordnet, beispielsweise bei Alkoholikern und Drogenabhängigen. Aber auch bei Akne, Leberkranken, bei Blutarmut während Schwangerschaft und Stillzeit, bei Störungen der Magen-Darm-Funktion und gegen die Nebenwirkungen der Chemotherapie bei Krebserkrankungen wird sie eingesetzt.

Überdosierung

Im Normalfall treten bis auf gelegentliche Fälle von Allergie keine Symptome auf. Erst wenn mehr als 15 Milligramm pro Tag eingenommen werden, folgen Schlaflosigkeit und Gemütsstörungen. Extrem hohe Folsäuregaben können einen Vitamin-B_{12}-Mangel verschleiern.

• **Tip**
Essen Sie viel frisches, grünes Gemüse; halten Sie gekochte Speisen nicht unnötig lange warm.

Wichtig: Folsäuremangel ist häufig die Folge einer Kantinenernährung.

Pantothensäure – Geheimtip bei Hautproblemen

Der Name dieses Vitamins verdeutlicht sein häufiges Vorkommen: »Pan-tothen« heißt »überall verbreitet«.

Quellen

Lebensmittel	je Portion in Gramm	Vitamingehalt an Pantothensäure	% d. empfohlenen Tagesdosis
Kalb, Leber	100 g	7,9 mg	132%
Steinpilze	200 g	5,4 µg	90%
Champignon	200 g	4,2 µg	70%
Mungobohnen	75 g	2,6 µg	44%
Pumpernickel	75 g	1,6 µg	26%
Broccoli, gekocht	200 g	1,2 µg	20%

Wirkung im Körper

Pantothensäure kommt in jeder Zelle vor und spielt als Bestandteil des Coenzyms A in sehr vielen biochemischen Prozessen des Körpers eine zentrale Rolle: Coenzym A ist am Stoffwechsel von Fetten, Kohlenhydraten und Eiweiß beteiligt. Darüber hinaus ist es eine Vorstufe des körpereigenen Cholesterins, aus dem Hormone, Acetylcholin (die Übermittlersubstanz zwischen den Nerven) und Porphyrine (für die Blut- und Muskelfarbstoffe) gebildet werden. Pantothensäure ist an verschiedenen Entgiftungsreaktionen des Körpers beteiligt und unterstützt beispielsweise die Ausscheidung von Medikamenten. Es fördert die Abwehrkräfte der Schleimhäute, das Haarwachstum und die Farbstoffeinlagerung in die Haare und ist an der Regulation des Stoffwechsels der Hautzellen beteiligt.

Bedarf

Durchschnittlich 6 Milligramm pro Tag. Der Bedarf steigt mit körperlicher Belastung, Schwangerschaft und Stillzeit oder bei Streß.

Mangelerscheinungen

Wurden bisher nur im Tierversuch nachgewiesen und kommen beim Menschen höchstens bei allgemeinem Vitamin-B-Mangel vor. Dann treten vor allem Hautschäden mit verzögerter Wundheilung, eine erhöhte Infektanfälligkeit, Nervenstörungen, Muskelschwäche und Magen-Darm-Störungen auf. Ursache einer Unterversorgung können eine längere Behandlung mit den antibiotisch wirkenden Sulfonamiden, planlose Schlankheitskuren oder Alkoholismus sein. Außerdem haben sich generell die Ernährungsgewohnheiten dahingehend geändert, daß weniger pantothensäurereiche Lebensmittel wie Innereien und Hülsenfrüchte verzehrt werden.

Medizinische Wirkungen

Pantothensäure wird in Salbenform gegen Oberflächenverletzungen und Infektionen an den Schleimhäuten von Mund und Nase eingesetzt. Es ist in Wundheilsalben gegen Schürfwunden und leichtere Verbrennungen, beispielsweise Sonnenbrand, enthalten.

Überdosierung

In seltenen Fällen treten Durchfall und allergische Reaktionen gegen Pantothensäurezusätze in Kosmetika auf.

• **Tip**
Pantothensäure unterstützt die heilende Wirkung von Wundsalben.

> **Wichtig:** Hülsenfrüchte und Innereien sind gute Quellen für Pantothensäure.

VITALSTOFFE FÜR DEN KÖRPER

Biotin – von Darmbakterien produziert

Reines Biotin ist ein weißes, wasserlösliches Pulver, das im Zusammenhang mit seiner Aufgabe als Wachstumsfaktor entdeckt wurde. Sein Name kommt von »Bios« und bedeutet Lebensfaktor, weil das Biotin zentrale Stoffwechselfunktionen unterstützt.

Quellen

Lebensmittel	je Portion in Gramm	Vitamingehalt an Biotin	% d. empfohlenen Tagesdosis (30 µg)
Hammel, Leber	100 g	130 µg	433 %
Spinatsaft	200 g	23,5 µg	78 %
Avocado	150 g	15 µg	50 %
Hühnerei	58 g	14,5 µg	48 %
Haferflocken	60 g	12 µg	40 %

Wirkung im Körper

Das in allen Zellen vorkommende Biotin ist ein Bindeglied zwischen dem Stoffwechsel von Fetten und Kohlenhydraten. Es wird immer gebraucht, wenn Nahrungsenergie in Körperenergie umgewandelt wird. Einen gut versorgten Körper erkennt man am gesunden Aufbau von Haut, Haaren und Fingernägeln.

Bedarf

Der tägliche Bedarf beträgt 30 bis 100 Mikrogramm pro Tag. Die DGE gibt keine spezielle Zufuhrempfehlung für Biotin aus, weil der Bedarf weitgehend von der Produktion durch die Darmbakterien gedeckt wird.

BIOTIN – VON DARMBAKTERIEN PRODUZIERT

Mangelerscheinungen

Experimentell erzeugter Mangel bei Erwachsenen führt zu Erschöpfungszuständen, Muskelschmerzen, Appetitlosigkeit, Depressionen und schuppigen Hautveränderungen an Beinen und Armen. Biotinmangel bei Kleinkindern kann eine Ursache für Milchschorf sein und spielt möglicherweise eine Rolle beim »plötzlichen Tod im Kindesalter«. Beim gesunden Menschen ist das im rohen Hühnerei enthaltene Antivitamin »Avidin« die wichtigste Ursache für einen Biotinmangel. Avidin bindet Biotin fest an sich, wodurch dessen Aufnahme aus dem Darm unmöglich wird. Langfristig eingenommene Antibiotika, zum Beispiel Sulfonamide, schädigen die Darmflora so stark, daß sie kein Biotin mehr produzieren kann. Bei schwangeren Frauen und vollgestillten Säuglinge wurde Unterversorgung festgestellt.

Medizinische Wirkungen

Wird schwangeren und stillenden Frauen gegeben, um bei ihren Babys dem »plötzlichen Kindstod« vorzubeugen.

Überdosierung

Symptome sind keine bekannt.

• Tip
Verwenden Sie bei Ihrer Ernährung häufig Hefe!

Wichtig: Biotinmangel könnte nur auftreten, wenn über mehrere Wochen hinweg täglich 6 bis 10 rohe Hühnereier verzehrt würden.

VITALSTOFFE FÜR DEN KÖRPER

Vitamin B_{12} – (k)ein Problem für Vegetarier

Als Vitamin B_{12} wird eine Gruppe chemisch verwandter Verbindungen zusammengefaßt, die man auch als Cobalamine oder als Vitamin-B_{12}-Cyano-Komplex bezeichnet.

Was B_{12} von allen anderen Vitaminen unterscheidet, ist die Tatsache, daß es ausschließlich von Mikroorganismen, nicht aber von höheren Pflanzen oder Tieren produziert werden kann. Pflanzen enthalten deshalb praktisch kein Vitamin B_{12}.

Dieses Vitamin ist die einzige biologische Substanz, die das Metall Cobalt enthält. Unter den verschiedenen Verbindungen mit Vitamin-B_{12}-Wirkung hat das sogenannte Cyanocobalamin die stabilste Form, weshalb es auch in handelsüblichen Präparaten Verwendung findet.

Quellen

Lebensmittel	je Portion in Gramm	Vitamingehalt an Vitamin B_{12}	% d. empfohlenen Tagesdosis
Huhn, Leber	100 g	25 µg	834%
Austern	100 g	14,6 µg	487%
Leberwurst mager	45 g	9,9 µg	328%
Makrele	100 g	9 µg	300%
Hering	100 g	8,5 µg	283%
Krabben-Cocktail	50 g	7,9 µg	262%
Rindfleisch	100 g	5 µg	167%
Hühnerei	58 g	1,1 µg	40%

Vitamin B_{12} findet sich in Spuren auch in milchsauer vergorenen pflanzlichen Lebensmitteln, beispielsweise Sauerkraut.

Wirkung im Körper

Vitamin B_{12} ist an vielen wichtigen Prozessen im Stoffwechsel beteiligt. So ist es beispielsweise Bestandteil von Enzymen, die die Speicherung der Nahrungsenergie im Muskelgewebe regulieren, und es aktiviert das Vitamin Folsäure bei seiner Aufgabe, die Blutbildung zu steuern. Deshalb folgt einem B_{12}-Mangel auch stets das – für den Folsäuremangel typische – Symptom der Blutarmut. Cobalamin ist außerdem als Coenzym bei der Zellteilung und der Weitergabe der genetischen Information des Zellkerns an die neue Zelle von Bedeutung. Diese Funktion macht es zu einem Wachstumsfaktor.

Bedarf

Laut DGE-Angaben durchschnittlich 3 Mikrogramm pro Tag. Obwohl das Vitamin in tieferen Abschnitten des menschlichen Darms auch von Darmbakterien hergestellt wird, kann es nicht resorbiert werden. Zur Aufnahme von Cobalamin wird der »Intrinsic-Faktor« benötigt, der nur im Magen vorkommt.

Mangelerscheinungen

Blutarmut (Perniziosa), weiße Lippen, Zungenbrennen, gelbliche Schleimhäute, Schäden an der Magenschleimhaut mit Völlegefühl im Oberbauch, Nervenstörungen, die zu Gedächtnisschwäche führen können.
Wirklich gefährlich ist eine unzureichende Vitamin-B_{12}-Zufuhr für die kleinen Kinder streng vegetarisch lebender Mütter. Erwachsene haben gewöhnlich so große Reserven an B_{12}, daß sie eine anhaltend geringe Zufuhr über drei bis fünf Jahre ausgleichen können.
Mangelerscheinungen sind meistens durch einen zu niedrigen Vitamin-B_{12}-Gehalt der Nahrung bedingt, was beispielsweise bei streng vegetarischer Ernährung ohne Eier

und Milch eintritt, wenn auch erst nach fünf bis zehn Jahren, da Vitamin B_{12} im Darm rückresorbiert wird. Andere Gründe sind: fehlender Intrinsic-Faktor bei Magen-Darm-Störungen und bei teilweise oder vollständiger Entfernung des Magens, eine Störung der Funktion der Magenschleimhaut durch Entzündungen (Gastritis) oder Magengeschwüre, Parasiten wie der Fischbandwurm sowie die Nebenwirkungen bestimmter Medikamente.

Medizinische Wirkungen

Vitamin-B_{12} wird bei allen Mangelerscheinungen verschrieben.

Überdosierung

Vitamin B_{12} ist praktisch ungiftig. Trotzdem wurden bei wenigen Menschen nach sehr hohen Gaben allergische Reaktionen, Akne und die Verschlimmerung einer bestehenden Schuppenflechte (Psoriasis) beobachtet.

• Tip
Wenn Sie über viele Jahre rein veganisch leben, sollten Sie keinesfalls auf milchsauer vergorene Lebensmittel und Hefe verzichten. Trotzdem könnte es sein, daß Ihre Vitamin-B_{12}-Speicher nach 5 bis 10 Jahren erschöpft sind.

Wichtig: Ältere Menschen leiden häufiger unter Vitamin-B_{12}-Mangel, weil ihr Körper die Nahrung nicht sehr optimal ausnutzen kann. Sie sollten besonders sorgfältig auf eine vitaminreiche Ernährung achten.

Vitamin C – hält Grippe fern

Vitamin C, auch Ascorbinsäure genannt, ist das bekannteste Vitamin. Das wasserlösliche, weiße Pulver wird vor allem im Winter und Frühling von vielen Menschen vorbeugend gegen Erkältungen eingenommen.

Quellen

Lebensmittel	je Portion in Gramm	Vitamingehalt an Vitamin C	% d. empfohlenen Tagesdosis
Sanddornbeerensaft	150 g	399 mg	532%
Johannisbeeren	150 g	265,5 mg	354%
Brokkoli	200 g	230 mg	307%
Papaya	150 g	120 mg	160%
Paprika, gedünstet	200 g	210 mg	280%
Fenchel	200 g	186 mg	248%
Kiwi	150 g	106,5 mg	142%
Rosenkohl, gekocht	100 g	85 mg	113%
Apfelsine frisch	150 g	74 mg	98,7%

Wirkung im Körper

Vitamin C ist (wie Vitamin E) eine Art Polizist des Stoffwechsels: Es schützt viele biologische Wirkstoffe – darunter auch die Vitamine A, E, B_1, B_2, Folsäure, Pantothensäure und Biotin – vor der Zerstörung durch Sauerstoff. Die Ascorbinsäure aktiviert den Zellstoffwechsel, greift direkt in die Umwandlung von Nahrungs- in Körperenergie ein, fördert die körpereigenen Abwehrkräfte und stimuliert Bildung und Funktion von Bindegewebe, Knochen und Zähnen. In diesem Zusammenhang stabilisiert Vitamin C die Gefäße, beschleunigt die

Wundheilung, verbessert die Aufnahme des Eisens aus der Nahrung und ermöglicht dessen Verwertung.

Bedarf

Der Bedarf beträgt laut Angaben der DGE durchschnittlich 75 Milligramm pro Tag. Einige Wissenschaftler empfehlen eine Zufuhr im Grammbereich, da ihrer Meinung nach nur bei einer vollen Sättigung der Körperspeicher die optimale Gesundheit und Leistungsfähigkeit erreicht wird. Dafür wäre eine tägliche Zufuhr von mindestens 200 Milligramm erforderlich. Die Vertreter der DGE sind nicht dieser Meinung, da bei derartigen Mengen der Anteil der tatsächlich resorbierten Ascorbinsäure deutlich absinkt.

Der Bedarf ist generell erhöht bei Streß, Infektionsgefahr und bei proteinreicher Ernährung, ansonsten für alten Menschen, Sportlern, Hitzearbeitern (zum Beispiel an Hochöfen), Dialysepatienten, bei schwangeren Frauen und solchen, die die Pille nehmen. Raucher können nur 60% des aufgenommenen Vitamin C ausnutzen.

Die Flavonoide genannten Farbstoffe in Pflanzen erneuern verbrauchtes Vitamin C und können so seine Wirkung um das 30- bis 50fache verstärken.

Mangelerscheinungen

Die klassische Mangelkrankheit ist Skorbut. Bereits 1550 v. Chr. beschrieben, blieb sie bis ins 18. Jahrhundert die häufigste Todesursache für Seefahrer. Ihre Symptome sind Müdigkeit, Antriebsarmut, Verminderung der Anzahl an roten Blutkörperchen und Störungen im Bindegewebe. Die historischen Beschreibungen schildern verzögerte Wundheilung, Nasenbluten und Blutergüsse, geschwollenes Zahnfleisch, aus dem die Zähne ausfallen, und süßlichen Mundgeruch. Den Indianern Neufundlands war bereits bekannt, daß ein Tee aus Fichtennadeln die Krankheit

heilt. Da Vitamin C heute als skorbutverhindernder Faktor bekannt ist, kommt die Krankheit bei uns nur noch in Ausnahmefällen vor, beispielsweise in Altersheimen oder bei Drogenabhängigen.
Bereits 15 Milligramm des Vitamins reichen, um alle sichtbaren Zeichen von Skorbut zu verhindern. Ernährt sich ein Mensch über vier bis fünf Monate hinweg ohne Vitamin C, so führt dies zum Tode.
Die wichtigste Ursache für Mangelsymptome ist eine fehlerhafte Ernährung: nicht genügend frisches Obst und Gemüse sowie zu langes Kochen und Lagern der Nahrungsmittel.
Der Mangel kann sich zeigen in häufigen Erkältungen, empfindlichen Schleimhäuten, Neigung zu Krampfadern und Hämorrhoiden, Übergewicht, Schlafstörungen und depressiver Verstimmung, Katarakte, bis hin zu Bronchialasthma.
Die Einnahme sowohl von Cortisonpräparaten als auch von Aspirin hemmt die Aufnahme des Vitamins in den Körper. Antibiotika und Schlafmittel (Barbiturate) stören den Vitamin-C-Stoffwechsel, deshalb sollten bei Therapien mit diesen Medikamenten 100 bis 200 Milligramm am Tag zusätzlich eingenommen werden. Lassen Sie sich von Ihrem Arzt beraten!

Medizinische Wirkungen

Ärzte verschreiben Ascorbinsäure bei erhöhtem Bedarf, bei verzögerter Wundheilung, begleitend zu Antibiotika-Therapien und für Dialysepatienten. Auch Frauen, die zur Empfängnisverhütung die Pille einnehmen, sowie Schwangeren werden höhere Dosen verordnet. Vitamin C steigert die Abwehrkräfte und macht munter.
Eine ausreichende Versorgung mit Ascorbinsäure beugt der Arterienverkalkung vor, weil mit ihrer Hilfe Cholesterin abgebaut wird. Nicht nur der amerikanische Vitaminforscher Professor Linus Pauling schreibt der Ascor-

binsäure auch eine tumorhemmende Wirkung zu. Sie verhindert die Bildung der krebserregenden Nitrosamine und besitzt darüber hinaus die Fähigkeit, Schwermetalle wie Blei, Cadmium und Quecksilber aus dem Körper zu schaffen. Deshalb wird Vitamin C Kindern bei akuten Vergiftungen gegeben und allgemein gegen Narkoseschäden, zur Unterstützung der Behandlung von Verbrennungen und großen Wunden eingesetzt.

Überdosierung

Vitamin C ist im allgemeinen außerordentlich gut verträglich. Als sehr seltene Symptome einer Überdosierung können Übelkeit, Erbrechen, Harnsteine und bei besonderer Veranlagung Nierensteine (aus Oxalsäure) auftreten. Ab zehn Gramm pro Tag wurden Durchfälle beobachtet.

• **Tip**
Vitamin C ist äußerst empfindlich gegenüber Hitze, Sauerstoff, Licht, Feuchtigkeit und zu langer Lagerung. Bei der Zubereitung gehen bis zu 40% des Vitamin-C-Gehalts der Nahrungsmittel verloren.

> **Wichtig:** Da Eisen bei Anwesenheit von Ascorbinsäure wesentlich besser aufgenommen wird, empfiehlt es sich, zum Essen Vitamin-C-reiche Säfte (Orangensaft) zu trinken.

Tips für Einkauf, Lagerung, Zubereitung

- Wählen Sie möglichst naturbelassene Lebensmittel; je mehr Verarbeitungsschritte, desto höher der Vitamin-Verlust.
- Kaufen Sie Obst und Gemüse frisch aus dem regionalen Angebot, der Jahreszeit entsprechend. Exotische Früchte und Gemüse haben lange Transportwege hinter sich, für die sie zudem häufig mit Schädlingsbekämpfungsmitteln präpariert wurden.
- Schränken Sie Ihre Lagerhaltung auf das Notwendigste ein; kaufen Sie lieber häufiger frische Lebensmittel.
- Lagern Sie Ihre Lebensmittel kühl und dunkel.
- Entfernen Sie beim Putzen von Obst und Gemüse nur das Nötigste.
- Wässern Sie Obst und Gemüse nicht unnötig lange.
- Lassen Sie bereits zerkleinerte Lebensmittel nicht längere Zeit stehen.
- Nutzen Sie alle Möglichkeiten der schonenden Zubereitung: Garen in Alu- und Bratfolie, im Tontopf, im Dämpfeinsatz, im Schnellkochtopf und das Braten im Wok.
- Verwenden Sie kein Kupfergeschirr.
- Halten Sie die Garzeiten knapp.
- Verwenden Sie auch das Kochwasser bei der Zubereitung stets mit.
- Garen Sie tiefgefrorenes Gemüse sofort nach der Entnahme aus der Tiefkühltruhe, ohne es erst aufzutauen.
- Bereiten Sie Ihre Mahlzeiten immer erst unmittelbar vor dem Verzehr; kochen Sie nicht »auf Vorrat«; halten Sie Speisen nicht lange warm, wärmen Sie fertige Gerichte nicht mehrmals auf.
- Rühren Sie Ihre Speisen im Kochtopf nicht unnötig um, damit die Vitamine nicht ausschwemmen.
- Würzen Sie – statt mit Salz – mit viel frischen Kräutern, die Sie den Speisen kurz vor dem Servieren zugeben.

VITALSTOFFE FÜR DEN KÖRPER

Ihr täglicher Vitamin-Bedarf auf einen Blick

Bedarfsangaben in den Gewichtseinheiten je nach Geschlecht	Vitamin A[1] in mg m/w	Vitamin D in µg	Vitamin E[4] in mg	Vitamin K in µg m/w	Vitamin B_1 in mg m/w	Vitamin B_2 in mg m/w
Säuglinge						
0 bis unter 4 Monate	0,5	10[2]	3	5	0,3	0,3
4 bis unter 12 Monate	0,6	10[3]	4	10	0,4	0,5
Kinder						
1 bis unter 4 Jahre	0,6	5	6	15	0,7	0,8
4 bis unter 7 Jahre	0,7	5	8	20	1,0	1,1
7 bis unter 10 Jahre	0,8	5	9	30	1,1	1,2
10 bis unter 13 Jahre	1	5	10	40/40	1,2	1,4/1,
13 bis unter 15 Jahre	1,1/1,0	5	12	50/50	1,4/1,2	1,5/1,
Jugendliche und Erwachsene						
15 bis unter 19 Jahre	1,1/0,9	5	12	70/60	1,6/1,3	1,8/1,
19 bis unter 25 Jahre	1,0/0,8	5	12	70/60	1,4/1,2	1,7/1,
25 bis unter 51 Jahre	1,0/0,8	5	12	80/65	1,3/1,1	1,7/1,
51 bis unter 65 Jahre	1,0/0,8	5	12	80/65	1,3/1,1	1,7/1,
65 Jahre und älter	1,0/0,8	5	12	80/65	1,3/1,1	1,7/1,
Schwangere						
ab 4. Monat	1,1	10	14	65	1,5	1,8
Stillende	1,8	10	17	65	1,7	2,3

Quelle: Deutsche Gesellschaft für Ernährung, »Empfehlungen für die Nährstoffzufuhr«, 5. Überarbeitung, 1991, 1. korrigierter Nachdruck Umschau Verlag Frankfurt/Main 1992

[1] Retinoläquivalente
[2] 400 IE = 10 µg Vitamin D/I in industriell hergestellter Säuglingsnahrung

VITAMIN-BEDARF

Niacin in mg m/w	Vitamin B₆ in mg m/w	Folsäure[a] a) in µg	Folsäure[b] b) in µg	Pantothensäure in mg	Biotin in µg	Vitamin B₁₂ in µg	Vitamin C in mg
5	0,3	–	40	2	10	0,5	40
6	0,6	80	40	3	15	0,8	50
9	0,9	120	60	4	20	1,0	55
12	1,2	160	80	4	25	1,5	60
13	1,4	200	100	5	30	1,8	65
15/14	1,6/1,5	240	120	5	30–100	2,0	70
17/15	1,8/1,6	300	150	6	30–100	3,0	75
20/16	2,1/1,8	300	150	6	30–100	3,0	75
18/15	1,8/1,6	300	150	6	30–100	3,0	75
18/15	1,8/1,6	300	150	6	30–100	3,0	75
18/15	1,8/1,6	300	150	6	30–100	3,0	75
18/15	1,8/1,6	300	150	6	30–100	3,0	75
17	2,6	600	300	6	30–100	3,5	100
20	2,2	450	225	6	30–100	4,0	125

500 IE = 12,5 µg Vitamin D in 1 Tablette zur Rachitisprophylaxe
alpha-Tocopherol

a) Gesamtfolat
b) Folsäure-Äquivalente

Vitamine in unseren Lebensmitteln

So hilft Ihnen die Lebensmittel-Tabelle

In der folgenden umfangreichen Tabelle können Sie die Werte von 13 Vitaminen und die Energie-Werte der wichtigsten unserer Lebensmittel ablesen. Geordnet nach Lebensmittelgruppen sind die Lebensmittel in jeweils alphabetischer Reihenfolge zusammengestellt.

Zwei Angaben erleichtern Ihnen die Wahl des richtigen Lebensmittels:

• Im Tabellen-Kopf ist zu jedem Vitamin der durchschnittliche Tagesbedarf eines gesunden Erwachsenen angegeben. Sie können also jeden Vitamin-Wert eines gesuchten Lebensmittels mit dem Bedarfswert vergleichen.

• Halbfett gesetzte Vitamin-Werte kennzeichnen empfehlenswerte Lebensmittel in bezug auf ein bestimmtes Vitamin. **Mit einer Portion** des solcherart ausgewiesenen Lebensmittels ist **ein Drittel vom Tagesbedarf** des jeweiligen Vitamins gedeckt. Sie können also Ihre Lebensmittel gezielt nach dem Gehalt eines bestimmten Vitamins auswählen.

In der Regel ist der Vitamin-Gehalt für 100 g des rohen, frischen (verzehrfertigen) Lebensmittels angegeben (bei diesen Angaben handelt es sich um Analysewerte). Bei gegarten Lebensmitteln, beispielsweise Gemüse, beziehen sich die Angaben auf den Vitamin-Gehalt nach der Zubereitung (bei diesen Angaben handelt es sich um Durchschnittswerte).

• Lebensmittel sind etwas Lebendiges, das niemals standardisiert werden kann.

Wer ganz exakt sein will, müßte Vitaminwerte innerhalb gewisser Schwankungen angeben. Zur besseren Übersicht haben sich die Wissenschaftler jedoch darauf geeinigt, die Werte als feste Zahlen darzustellen.

DIE LEBENSMITTEL-TABELLE

Symbole und Abkürzungen

kcal	=	Kilokalorie (= 4,184 kJ)
kJ	=	Kilojoule
g	=	Gramm
mg	=	Milligramm (1 mg = 0,001 g)
µg	=	Mikrogramm (1 mg = 0,001 mg)
*	=	Es liegen keine Daten vor.
–	=	Nur in Spuren im Lebensmittel enthalten.
i. Tr.	=	in der Trockenmasse

Lebensmittelportionen	in Gramm
Kartoffeln, Bier	250 g
Milch, Gemüse, Pilze, Säfte	200 g
Obst, Konserven, Joghurt, Suppen, Süßspeisen, Frikadelle	150 g
Fisch, Geflügel, Fleisch, Fertigsalate	100 g
Sprossen, Hülsenfrüchte	75 g
Teigwaren	60 g
Hühnerei	58 g
Quark, Brot, Gebäck, Mehle, Körner, Flocken, Krabben, Kaviar	50 g
Trockenfrüchte	35 g
Nüsse, Kekse, Sahne, Käse, Wurst	30 g
Brotaufstriche, Hefeflocken, Süßwaren	20 g
Sojamehl, Keime, Kleie	15 g
Bierhefe, Fette, Öle, Petersilie	10 g
Chilisauce, Essig, Ingwer, Gewürze	5 g

Lebensmittel 100 g	Energie kcal	Energie kJ	Vitamin A µg	Vitamin D µg	Vitamin E mg
Durchschnittlicher Tagesbedarf[1]			800–1000	5	12
Obst und Obstprodukte					
Acerola, frisch	16	67	28	0,00	0,30
Ananas, frisch	55	230	10	*	0,10
Ananas, Konserve	84	351	3	0,00	0,10
Anone (Cherimoya)	63	264	0	0,00	0,50
Apfel, frisch	54	226	6	0,00	0,49
Apfelsine, frisch	42	176	3	0,00	0,32
Aprikose, frisch	43	180	135	0,00	0,50
Avocado, frisch	221	925	7	5,00	1,30
Banane, roh	88	368	8	0,00	0,27
Birne, frisch	55	230	2	0,00	0,43
Birne, Konserve	77	322	2	0,00	0,22
Brombeeren, frisch	44	184	23	0,00	0,72
Cherimoya (Anone)	63	264	0	0,00	0,50
Dattel, frisch	289	1209	6	0,00	0,20
Ebereschenfrucht, süß	85	356	**408**	*	*
Erdbeere, frisch	32	134	2	0,00	0,12
Erdbeere, tiefgefroren	33	138	2	0,00	0,20
Feige, frisch	61	255	8	0,00	0,50
Granatapfel, frisch	74	310	7	0,00	0,20
Grapefruit, frisch	38	159	98	0,00	0,30
Guave, Konserve	81	341	*	0,00	0,22
Hagebutten, frisch	89	372	**800**	*	**4,21**
Heidelbeeren, Konserve	82	343	2	0,00	0,22
Heidelbeeren, tiefgefroren	83	347	2	0,00	0,26
Heidelbeeren, frisch	36	151	2	0,00	2,07
Himbeeren, frisch	34	142	4	0,00	0,91
Himbeeren, tiefgefroren	31	131	4	0,00	0,26
Holunderbeeren, schwarz, roh	54	226	60	*	*
Honigmelone	54	226	**784**	0,00	0,14

[1] = Erläuterung → *Was sie über Vitamine wissen sollten*

Vitamin K µg	Vitamin B_1 mg	Vitamin B_2 mg	Niacin mg	Vitamin B_6 mg	Folsäure µg	Pantothensäure mg	Biotin µg	Vitamin B_{12} µg	Vitamin C mg
70	1,2	1,6	15–18	1,6–1,8	*300* 150	6	30–100	3	75
*	0,02	0,07	0,41	0,01	6,00	0,33	2,50	0,00	**1700,00**
0,10	0,08	0,03	0,22	0,08	*4,00*	0,18	*	*	19,00
*	0,07	0,02	0,20	0,07	*2,00*	0,03	0,20	0,00	7,00
*	0,09	0,11	1,00	0,10	7,00	0,45	2,00	0,00	15,00
2,2	0,04	0,03	0,30	0,01	*12,00*	0,10	4,50	0,00	12,00
3,75	0,08	0,04	0,30	0,10	*42,00*	0,24	2,30	0,00	**49,35**
*	0,04	0,05	0,77	0,07	*3,60*	0,29	1,00	0,00	9,40
20,33	0,08	0,15	1,10	0,53	30,00	1,10	10,00	0,00	13,00
0,50	0,05	0,06	0,65	**0,36**	*17,00*	0,23	5,50	0,00	12,00
*	0,03	0,04	0,22	0,02	*14,00*	0,06	0,10	0,00	4,60
*	0,01	0,02	0,13	0,01	*5,90*	0,02	0,02	0,00	2,00
*	0,03	0,04	0,40	0,05	12,00	0,22	0,40	0,00	17,00
*	0,09	0,11	1,10	0,10	7,00	0,45	2,00	0,00	15,00
*	0,07	0,07	2,87	0,14	21,00	0,80	5,00	0,00	3,00
*	*	*	*	*	*	*	*	*	98,00
13,50	0,03	0,05	0,51	0,06	*65,00*	0,30	4,00	0,00	**64,00**
*	0,03	0,06	0,60	0,05	13,22	0,22	2,61	0,00	**60,00**
*	0,05	0,05	0,43	0,11	*6,70*	0,30	5,00	0,00	2,74
*	0,05	0,02	0,30	0,11	7,00	0,60	2,00	0,00	7,00
*	0,05	0,02	0,24	0,03	*11,00*	0,25	0,35	0,00	**43,74**
*	0,01	0,01	0,43	0,05	14,93	0,03	0,66	0,00	**69,12**
92,00	0,06	0,07	0,48	0,05	*	*	*	*	**1250,00**
*	0,01	0,02	0,39	0,02	*15,00*	0,03	0,20	0,00	4,47
*	0,03	0,06	0,50	0,05	4,96	0,12	0,96	0,00	7,00
*	0,02	0,02	0,40	0,06	*6,00*	0,16	1,10	0,00	22,00
*	0,02	0,05	0,30	0,08	*30,00*	0,30	2,00	0,00	**25,00**
*	0,03	0,07	0,30	0,08	13,22	0,19	1,74	0,00	**25,00**
*	0,07	0,08	1,48	0,25	*17,00*	0,18	1,80	*	18,00
1,00	0,06	0,02	0,60	0,49	30,00	0,16	2,80	0,00	**32,00**

* = keine Daten   – = nur in Spuren enthalten

Lebensmittel 100 g	Energie kcal	Energie kJ	Vitamin A µg	Vitamin D µg	Vitamin E mg
Durchschnittlicher Tagesbedarf[1]			800–1000	5	12
Johannisbeeren, rot	33	138	4	*	0,71
Johannisbeeren, schwarz	39	163	14	*	1,90
Kaki, frisch	70	293	**267**	0,00	0,80
Kirschen, sauer, frisch	53	222	40	0,00	0,13
Kirschen, süß, frisch	62	259	6	0,00	0,13
Kiwi, frisch	51	213	7	0,00	0,50
Litschi, frisch	74	310	0	0,00	0,50
Loganbeere, frisch	47	197	13	0,00	0,30
Mandarine, frisch	46	192	48	0,00	0,32
Mango, Konserve	82	343	138	0,00	0,52
Mango, frisch	57	238	**205**	0,00	1,00
Maracuja (Passionsfrucht)	63	264	109	0,00	0,40
Maulbeeren, frisch	38	159	*	*	*
Melone, grün, rund, frisch	25	105	**250**	0,00	0,10
Mirabellen, frisch	63	264	42	0,00	0,50
Mispel, Fruchtfleisch	44	184	8	0,00	0,60
Nektarine	53	222	100	0,00	0,50
Papaya, frisch	12	50	161	0,00	0,70
Passionsfrucht (Maracuja)	63	264	109	0,00	0,40
Pfirsich, frisch	41	172	15	0,00	0,97
Pfirsich, Konserve	68	285	29	0,00	0,30
Pflaumen, frisch	48	201	13	0,00	0,86
Pflaumen, Konserve	75	314	11	0,00	0,45
Preiselbeeren, frisch	35	146	4	*	0,99
Reineclauden	56	234	30	0,00	0,70
Sanddornbeeren, frisch	89	372	**250**	*	3,23
Stachelbeeren, frisch	37	155	18	0,00	0,62
Wassermelone	37	155	38	0,00	0,10
Weintrauben, frisch	67	280	6	*	0,67
Zitrone, frisch, geschält	36	151	1	0,00	0,40

[1] = Erläuterung → *Was sie über Vitamine wissen sollten*

Vitamin K µg	Vitamin B$_1$ mg	Vitamin B$_2$ mg	Niacin mg	Vitamin B$_6$ mg	Folsäure µg	Pantothen-säure mg	Biotin µg	Vitamin B$_{12}$ µg	Vitamin C mg
70	1,2	1,6	15	1,6	*300*	6	30	3	75
			–18	–1,8	150		–100		
*	0,04	0,03	0,23	0,05	*11,00*	0,06	2,60	*	**36,00**
*	0,05	0,04	0,28	0,08	*16,00*	0,40	2,40	*	**177,00**
*	0,02	0,03	0,23	0,05	7,50	0,20	0,30	0,00	16,00
*	0,05	0,06	0,40	0,05	**75,00**	0,23	0,40	0,00	12,00
*	0,04	0,04	0,27	0,05	*52,00*	0,19	0,40	0,00	15,00
28,50	0,02	0,05	0,41	0,02	20,00	0,20	0,50	0,00	**71,00**
*	0,05	0,05	0,53	0,02	25,00	0,25	0,50	0,00	**39,20**
*	0,03	0,14	0,30	0,02	6,00	0,20	0,50	0,00	**56,00**
*	0,06	0,03	0,20	0,02	*7,00*	0,20	0,45	0,00	**30,00**
*	0,02	0,03	0,20	0,04	17,15	0,03	0,44	0,00	10,00
*	0,05	0,05	0,70	0,13	*36,00*	0,16	2,10	0,00	**37,34**
*	0,02	0,10	2,10	0,40	20,00	5,00	5,00	0,00	24,00
*	0,05	0,04	0,40	*	*	*	*	*	10,00
*	0,05	0,03	0,50	0,08	30,00	0,20	4,00	0,00	**25,00**
*	0,06	0,04	0,60	0,05	3,00	0,20	0,70	0,00	7,20
*	0,02	0,02	0,28	0,04	6,00	0,08	0,10	0,00	2,00
*	0,02	0,05	1,00	0,02	5,00	0,15	1,00	0,00	8,00
*	0,03	0,04	0,30	0,03	2,10	0,22	1,80	0,00	**80,29**
*	0,02	0,10	2,10	0,40	20,00	5,00	5,00	0,00	24,00
3,00	0,03	0,05	0,85	0,03	*2,70*	0,14	1,90	0,00	9,50
*	0,01	0,02	0,58	0,02	5,00	0,05	0,20	0,00	4,00
12,00	0,07	0,04	0,44	0,05	*2,00*	0,18	0,10	0,00	5,40
*	0,03	0,03	0,39	0,02	1,52	0,05	0,07	0,00	1,50
*	0,01	0,02	0,10	0,01	2,60	*	*	*	12,00
*	0,05	0,03	0,45	0,05	3,00	0,20	0,80	0,00	5,80
*	0,03	0,21	0,26	0,11	*10,00*	0,15	3,30	*	**450,00**
*	0,02	0,02	0,25	0,02	*19,00*	0,20	0,50	0,00	**35,00**
*	0,05	0,05	0,15	0,07	*5,00*	1,60	4,00	0,00	6,00
3,00	0,05	0,03	0,23	0,07	*43,00*	0,06	1,50	*	4,20
0,20	0,05	0,02	0,17	0,06	*6,30*	0,27	0,50	0,00	**50,68**

* = keine Daten   – = nur in Spuren enthalten

Lebensmittel 100 g	Energie kcal	Energie kJ	Vitamin A µg	Vitamin D µg	Vitamin E mg
Durchschnittlicher Tagesbedarf[1]			800–1000	5	12
Trockenfrüchte					
Apfel	255	1066	9	0,00	2,58
Aprikose, geschwefelt	240	1004	**624**	0,00	2,44
Banane	326	1364	13	0,00	0,87
Birne	213	891	12	0,00	1,87
Dattel	276	1155	25	0,00	0,18
Feige	250	1046	9	0,00	1,96
Korinthen, schwarz und rot	259	1084	*	*	*
Pfirsich	244	1021	83	0,00	3,31
Pflaumen	222	929	23	0,00	3,60
Rosinen, ohne Kern	277	1159	5	0,00	0,60
Sultaninen, ganze Frucht	266	1113	30	*	0,70
Nüsse und Samen					
Cashewnüsse	572	2393	10	0,00	0,78
Erdnüsse, frisch	567	2372	0,3	0,00	**10,96**
Erdnüsse, geröstet	585	2448	2	0,00	**8,80**
Eßkastanie (Marone)	192	803	4	0,00	1,20
Haselnüsse	644	2694	5	0,00	**26,29**
Kokosnuß, Raspeln	606	2536	*	0,00	0,10
Kokosnuß, reif	363	1519	*	0,00	0,73
Leinsamen, ungeschält	376	1573	*	0,00	**57,00**
Mandeln	577	2414	20	0,00	**26,12**
Marone (Eßkastanie)	192	803	4	0,00	1,20
Mohnsamen	477	1996	5	0,00	4,00
Paranuß	670	2803	3	0,00	7,60
Pinienkerne	674	2820	8	0,00	4,00
Pistazienkerne	581	2431	25	0,00	5,20
Sesamsamen	565	2364	6	0,00	5,70
Sonnenblumenkerne, geschält	580	2427	5	0,00	**21,80**
Walnuß	663	2774	8	0,00	**6,04**

[1] = Erläuterung → *Was sie über Vitamine wissen sollten*

Vitamin K µg	Vitamin B₁ mg	Vitamin B₂ mg	Niacin mg	Vitamin B₆ mg	Folsäure µg	Pantothen-säure mg	Biotin µg	Vitamin B₁₂ µg	Vitamin C mg
70	1,2	1,6	15	1,6	*300*	6	30	3	75
			–18	–1,8	150		–100		
*	0,10	0,10	0,80	0,27	17,18	0,40	1,72	0,00	12,00
*	0,01	0,11	3,20	0,17	*5,10*	0,83	2,71	0,00	11,00
*	0,20	0,20	2,80	1,22	35,33	0,54	8,03	0,00	7,00
*	0,01	0,18	0,60	0,10	28,50	0,24	0,26	0,00	7,00
*	0,04	0,07	1,90	0,13	*21,00*	0,80	2,55	0,00	3,00
*	0,12	0,09	1,15	0,12	14,00	0,39	**10,88**	0,00	2,50
*	0,03	0,08	0,50	*	*	*	*	*	0,00
*	0,01	0,14	3,30	0,15	10,04	0,66	5,02	0,00	16,70
*	0,15	0,12	1,73	0,15	*4,00*	4,60	0,75	0,00	4,00
*	0,12	0,06	0,50	0,11	*4,00*	0,10	2,00	0,00	1,00
*	0,10	0,08	0,50	*	*	*	*	*	0,00
26,00	0,63	0,26	2,00	0,35	68,00	1,20	**28,00**	0,00	1,00
*	0,90	0,15	15,31	0,44	*169,00*	2,70	**34,00**	0,00	10,00
*	0,25	0,14	14,30	0,40	80,00	2,14	**33,70**	0,00	*
*	0,20	0,21	0,87	0,35	70,00	0,50	1,50	0,00	**27,00**
9,00	0,39	0,21	1,35	0,31	71,00	1,15	**35,00**	0,00	3,00
*	0,04	**0,60**	0,83	0,03	*13,00*	0,15	0,75	0,00	1,00
*	0,06	0,01	0,38	0,06	30,00	0,20	**12,00**	0,00	2,00
*	0,17	0,16	1,40	0,90	20,00	0,80	**10,00**	0,00	*
*	0,22	**0,62**	4,18	0,15	*45,00*	0,58	0,40	0,00	3,00
*	0,20	0,21	0,87	0,35	70,00	0,50	1,50	0,00	**27,00**
*	**0,86**	0,17	0,99	0,44	100,00	3,00	**10,00**	0,00	*
*	**1,00**	0,04	0,20	0,11	*39,00*	0,23	**20,00**	0,00	0,70
*	**1,30**	0,23	4,50	0,09	55,00	0,50	**10,00**	0,00	5,00
59,50	**0,69**	0,20	1,45	0,20	*58,00*	0,30	**18,00**	0,00	7,00
*	**1,00**	0,25	5,00	0,79	96,70	0,80	**20,00**	0,00	*
*	**1,90**	0,14	4,10	0,60	100,00	3,60	**10,00**	0,00	*
2,00	0,34	0,12	1,00	0,87	77,*00*	0,82	**20,00**	0,00	2,60

* = keine Daten   – = nur in Spuren enthalten

Lebensmittel 100 g	Energie kcal	Energie kJ	Vitamin A µg	Vitamin D µg	Vitamin E mg
Durchschnittlicher Tagesbedarf[1]			800–1000	5	12
Gemüse und Gemüseprodukte					
Artischocke	22	92	4	0,00	0,19
Artischockenboden	22	92	4	0,00	0,19
Aubergine	17	71	7	0,00	0,03
Bambussprossen	17	71	2	0,00	0,30
Bleichsellerie (Stauden-)	15	63	118	0,00	0,54
Blumenkohl, gekocht	19	79	2	0,00	0,09
Blumenkohl, roh	22	92	2	0,00	0,09
Braunkohl (Grünkohl)	37	155	**1446**	0,00	1,70
Brokkoli, gekocht	22	92	*	0,00	0,88
Brokkoli, roh	26	109	50	0,00	0,61
Brunnenkresse, roh	17	71	692	0,00	1,20
Chicorée	16	67	572	0,00	0,10
Chinakohl	12	50	23	0,00	0,24
Endivien	10	42	182	0,00	0,78
Feldsalat	13	54	**663**	0,00	0,60
Fenchel	24	100	**783**	0,00	**6,00**
Gartenkresse	33	138	365	0,00	0,70
Getreidesprossen, frisch, gekeimt	73	305	1	0,00	0,33
Grünkohl (Braunkohl)	37	155	**1446**	0,00	1,70
Gurke	12	50	66	0,00	0,06
Karotten (Möhren), gekocht	18	75	**1100**	0,00	0,41
Karotten (Möhren), roh	26	109	**1570**	0,00	0,47
Knollensellerie	18	75	3	0,00	**0,54**
Kohlrabi	24	100	2	0,00	0,27
Kohlrübe	35	146	17	0,00	0,14
Kopfsalat	12	50	**244**	0,00	0,60
Kürbis	25	105	548	0,00	1,10
Lauch (Porree)	25	105	11	0,00	0,53
Löwenzahnblätter	52	218	**1320**	0,00	2,50

[1] = Erläuterung → *Was sie über Vitamine wissen sollten*

Vitamin K µg	Vitamin B₁ mg	Vitamin B₂ mg	Niacin mg	Vitamin B₆ mg	Folsäure µg	Pantothensäure mg	Biotin µg	Vitamin B₁₂ µg	Vitamin C mg
70	1,2	1,6	15	1,6	*300*	6	30	3	75
				–18	–1,8	150		–100	
*	0,14	0,01	0,90	0,06	7,70	0,18	2,80	0,00	6,00
*	0,14	0,01	0,90	0,10	30,00	0,30	4,10	0,00	8,00
0,05	0,04	0,04	0,60	0,08	*31,00*	0,23	0,50	0,00	5,00
*	0,13	0,08	0,60	0,10	60,00	0,28	2,00	0,00	6,50
19,00	0,05	0,08	0,55	0,09	7,00	0,43	0,10	0,00	7,00
167,00	0,09	0,08	0,51	0,12	*	0,53	1,00	0,00	**49,00**
167,00	0,11	0,10	0,60	0,20	*125,00*	1,01	1,50	0,00	**73,00**
817,00	0,10	0,25	2,10	0,25	*187,00*	0,30	0,50	0,00	**105,00**
*	0,09	0,18	0,90	0,12	*	0,59	0,30	0,00	**90,00**
174,00	0,10	0,18	1,00	0,28	*111,00*	1,29	0,50	0,00	**115,00**
250,00	0,09	0,17	0,65	0,13	40,00	0,10	0,40	0,00	**51,00**
*	0,06	0,03	0,24	0,10	*50,00*	0,20	0,50	0,00	**26,00**
*	0,03	0,04	0,40	0,12	*79,00*	0,20	0,50	0,00	**26,00**
*	0,05	0,12	0,41	0,06	*109,00*	0,70	0,31	0,00	9,40
*	0,07	0,08	0,38	0,25	*145,00*	0,20	1,00	0,00	**35,00**
240,00	0,23	0,11	0,20	0,10	*100,00*	0,25	2,50	0,00	**93,00**
*	0,15	0,19	1,75	0,30	35,00	0,18	0,90	0,00	59,00
*	0,12	0,04	**2,88**	0,11	6,00	0,30	1,60	0,00	*
817,00	**0,10**	**0,25**	2,10	**0,25**	*187,00*	*0,30*	*0,50*	*0,00*	**105,00**
16,14	0,02	0,03	0,20	0,04	*27,00*	0,24	0,90	0,00	8,00
16,86	0,06	0,03	0,48	0,07	16,86	0,15	1,40	0,00	5,00
16,86	0,07	0,05	0,58	0,27	*55,00*	0,27	5,00	0,00	7,00
41,33	0,04	0,07	0,90	0,20	*76,00*	0,51	0,50	0,00	8,25
7,00	0,05	0,05	1,80	0,07	*70,00*	0,10	2,70	0,00	**63,30**
*	0,05	0,06	0,85	0,20	*27,00*	0,11	0,10	0,00	**33,00**
130,00	**0,06**	**0,08**	0,32	0,06	*75,00*	0,11	1,90	0,00	13,00
*	0,05	0,07	0,50	0,11	*36,00*	0,40	0,40	0,00	12,00
14,00	0,09	0,07	0,53	0,26	*103,00*	*0,14*	*1,60*	*0,00*	**26,00**
*	0,19	0,17	0,80	0,20	40,00	0,25	0,70	0,00	30,00

* = keine Daten   – = nur in Spuren enthalten

Lebensmittel
100 g

	Energie kcal	Energie kJ	Vitamin A µg	Vitamin D µg	Vitamin E mg
Durchschnittlicher Tagesbedarf[1]			800 –1000	5	12
Mais	87	364	9	0,00	0,10
Mangold	14	59	**588**	0,00	1,50
Möhren (Karotten), gekocht	18	75	**1700**	0,00	0,41
Möhren (Karotten), roh	26	109	**1700**	0,00	0,47
Mungobohnensprossen	23	96	2	0,00	0,09
Paprikafrüchte gedünstet	19	79	*	0,00	0,50
Paprikafrüchte, roh (grün – gelb)	20	84	22	0,00	**2,52**
Pastinake	22	92	3	0,00	0,89
Porree (Lauch)	25	105	11	0,00	0,53
Radieschen	14	59	4	0,00	0,05
Rettich	13	54	2	0,00	0,05
Rhabarber	13	54	5	0,00	0,25
Rosenkohl, gekocht	31	130	94	0,00	0,75
Rote Rübe (Rote Bete), gekocht	25	105	2	0,00	0,03
Rote Rübe (Rote Bete), roh	41	172	2	0,00	0,05
Rotkohl	22	92	3	0,00	1,70
Sauerampfer	23	96	**583**	0,00	1,90
Sauerkraut, abgetropft	17	71	3	0,00	0,15
Schwarzwurzel, gekocht	17	71	2	0,00	**5,00**
Spargel, gekocht	13	54	45	0,00	1,80
Spinat, gekocht	14	59	**548**	0,00	1,37
Spinat, roh	15	63	**548**	0,00	1,37
Spinat, tiefgefroren, gekocht	12	50	**500**	0,00	2,05
Suppengrün, gekocht	26	109	406	0,00	0,27
Tomaten, gekocht	20	84	117	0,00	0,54
Tomaten, Mark, gesalzen	39	163	207	0,00	6,76
Tomaten, roh	17	71	114	0,00	0,81
Weiße Rübe	15	63	12	0,00	0,01
Weißkohl	25	105	12	0,00	1,70
Wirsing	25	105	**783**	0,00	2,50

[1] = Erläuterung → Was sie über Vitamine wissen sollten

Vitamin K µg	Vitamin B₁ mg	Vitamin B₂ mg	Niacin mg	Vitamin B₆ mg	Folsäure µg	Pantothen- säure mg	Biotin µg	Vitamin B₁₂ µg	Vitamin C mg
70	1,2	1,6	15	1,6	*300*	6	30	3	75
			–18	–1,8	150		–100		
3,00	0,15	0,12	**1,70**	0,22	43,00	0,89	2,80	0,00	12,00
*	0,10	0,16	0,65	0,09	**30,00**	0,17	0,80	0,00	39,00
16,86	0,06	0,03	0,48	0,07	3,80	0,15	1,40	0,00	5,00
16,86	0,07	0,05	0,58	0,27	**55,00**	0,27	5,00	0,00	7,00
*	0,04	0,09	0,79	0,07	46,00	0,39	2,00	0,00	11,00
14,90	0,05	0,04	0,33	0,20	*	0,14	2,00	0,00	**105,00**
14,90	0,05	0,04	0,33	0,25	**60,00**	0,23	3,00	0,00	**138,00**
1,00	0,08	0,13	0,94	0,11	**59,00**	0,50	0,10	0,00	18,00
14,00	0,09	0,07	0,53	0,26	**103,00**	*0,14*	*1,60*	*0,00*	26,00
*	0,03	0,03	0,25	0,06	24,00	0,18	1,00	0,00	**29,00**
0,10	0,03	0,03	0,40	0,06	24,00	0,18	0,50	0,00	**27,00**
11,00	0,03	0,03	0,25	0,03	2,50	0,08	0,50	0,00	10,00
570,00	**0,09**	**0,12**	0,59	0,20	*	0,30	0,30	0,00	**85,00**
*	0,03	0,03	0,10	0,04	23,00	0,07	0,00	0,00	6,00
*	0,02	0,04	0,23	0,05	**83,00**	0,13	0,00	0,00	10,00
24,50	0,07	0,05	0,43	0,15	35,00	0,32	2,00	0,00	**50,00**
*	0,07	0,16	1,03	0,20	35,00	0,25	0,60	0,00	**47,00**
61,67	0,03	0,05	0,17	0,21	*31,00*	0,23	0,20	*	20,00
*	0,08	0,04	0,23	0,11	3,90	0,20	0,70	0,00	3,00
39,50	0,09	0,11	0,93	0,04	16,40	0,35	0,70	0,00	16,00
335,00	**0,08**	**0,16**	0,52	**0,13**	*	0,17	2,00	0,00	**29,00**
335,00	**0,11**	**0,23**	0,62	**0,22**	*145,00*	*0,25*	*6,90*	*0,00*	**52,00**
340,00	**0,09**	**0,16**	0,50	0,14	16,80	0,18	2,20	0,00	**29,00**
*	0,06	0,10	0,82	0,12	12,70	0,18	1,40	0,00	21,10
*	0,05	0,04	0,10	0,06	*	0,20	1,30	0,00	17,00
*	0,09	0,06	1,48	0,18	*	0,93	10,91	0,00	9,00
8,00	0,06	0,04	0,53	0,10	*44,50*	0,31	4,00	0,00	24,54
*	0,04	0,05	0,67	0,08	*20,00*	0,20	2,00	0,00	20,00
79,50	0,05	0,04	0,32	0,17	*31,00*	0,26	3,08	0,00	**45,18**
*	0,06	0,06	0,33	0,16	**90,00**	0,21	0,10	0,00	**49,40**

※ = keine Daten – = nur in Spuren enthalten

Lebensmittel
100 g

	Energie kcal	Energie kJ	Vitamin A µg	Vitamin D µg	Vitamin E mg
Durchschnittlicher Tagesbedarf[1]			800 –1000	5	12
Zucchini, gekocht	19	79	34	0,00	0,34
Zucchini, roh	18	75	37	0,00	0,43
Zuckermais	87	364	9	0,00	0,10
Zwiebel, getrocknet	197	824	7	0,00	1,15
Zwiebel	28	117	1	0,00	0,07
Gemüse-Konserven					
Möhren (Karotten), in Dosen	20	84	1001	0,00	0,30
Spargel, in Dosen	14	59	58	0,00	1,50
Tomaten, in Dosen	19	79	102	0,00	0,43
Gemüse, sauer konserviert					
Bambussprossen, gesäuert	16	67	1	0,00	0,15
Olive, grün, mariniert	138	577	48	0,00	0,50
Olive, schwarz, „griech. Art"	351	1469	6	0,00	0,50
Pickles, süß, milchsauer	4	17	13	0,00	0,04
Rote Bete, Sauerkonserve	24	100	1	0,00	0,03
Salz-Dill-Gurken	25	105	25	0,00	0,07
Senfgurke (Sauerkonserve)	10	42	17	0,00	0,06
Kartoffeln und Kartoffelerzeugnisse					
Kartoffeln, gegart	70	293	1	0,00	0,10
Kartoffelchips	539	2255	10	0,00	**6,10**
Kartoffelstärke	336	1406	0	0,00	
Pommes frites, frisch	290	1213	1	0,00	0,10
Süßkartoffel (Batate)	108	452	**1430**	0,00	**4,00**
Pilze					
Birkenpilz	18	75	*	**2,00**	0,10
Butterpilz	12	50	*	**2,00**	0,10
Champignons (Zucht-)	16	67	2	**1,94**	0,12
Champignons in Dosen	16	67	1	**1,14**	0,06
Hallimasch	15	63	*	**2,00**	0,10
Morchel (Speise-)	10	42	*	**3,10**	0,19

[1] = Erläuterung → *Was sie über Vitamine wissen sollten*

Vitamin K µg	Vitamin B₁ mg	Vitamin B₂ mg	Niacin mg	Vitamin B₆ mg	Folsäure µg	Pantothen- säure mg	Biotin µg	Vitamin B₁₂ µg	Vitamin C mg
70	1,2	1,6	15	1,6	*300*	6	30	3	75
	–18	–1,8	150			–100			
11,00	0,03	0,06	0,86	0,47	3,80	0,24	1,30	0,00	9,30
11,00	0,21	0,08	0,40	0,12	25,00	0,09	1,70	0,00	17,07
3,00	0,15	0,12	1,70	0,22	*43,00*	0,89	2,80	0,00	12,00
✳	0,26	0,18	1,07	0,50	110,00	1,05	28,00	0,00	42,00
✳	0,03	0,02	0,20	0,15	*7,00*	0,17	3,50	0,00	7,13
✳	0,02	0,02	0,30	0,02	2,80	0,11	1,50	0,00	2,50
✳	0,06	0,08	0,80	0,03	*55,00*	0,13	1,70	0,00	15,00
✳	0,06	0,03	0,70	0,05	6,00	0,15	1,00	0,00	16,50
✳	0,08	0,04	0,52	0,05	29,86	0,14	1,00	0,00	2,49
✳	0,03	0,08	0,50	0,02	50,00	0,56	2,00	0,00	0,00
✳	0,02	0,07	0,78	0,01	45,00	0,02	2,00	0,00	✳
✳	0,01	0,01	0,08	0,01	5,60	0,07	0,20	✳	2,92
✳	0,02	0,03	0,26	0,03	55,82	0,07	0,00	✳	6,20
✳	0,00	0,02	0,13	0,02	11,25	0,15	0,40	0,00	2,00
✳	0,02	0,02	0,24	0,02	11,82	0,16	0,45	0,00	5,81
4,68	0,10	0,05	1,20	0,19	20,00	0,40	0,04	0,00	14,00
✳	0,22	0,10	3,40	**0,89**	20,00	0,40	0,02	0,00	8,00
✳	0,01	0,01	0,14	0,01	0,00	0,01	0,00	0,00	✳
✳	0,14	0,09	2,50	0,25	14,00	0,35	0,30	0,00	**28,00**
✳	0,06	0,05	0,60	0,27	12,00	0,83	4,30	0,00	**30,00**
✳	0,10	**0,44**	4,90	0,05	25,00	**2,50**	**15,00**	0,00	7,00
✳	0,10	**0,40**	5,40	0,05	25,00	**2,50**	**15,00**	0,00	8,00
14,00	0,10	0,44	5,20	0,07	*25,00*	**2,10**	**16,00**	0,00	4,90
✳	0,02	0,19	1,22	0,06	14,29	0,80	9,14	0,00	1,70
✳	0,10	**0,40**	**5,37**	0,05	**25,00**	**2,50**	**15,00**	0,00	5,00
✳	0,13	0,06	**5,38**	0,05	**25,00**	**2,50**	**15,00**	0,00	5,00

✳ = keine Daten   – = nur in Spuren enthalten

Lebensmittel 100 g	Energie kcal	Energie kJ	Vitamin A µg	Vitamin D µg	Vitamin E mg
Durchschnittlicher Tagesbedarf[1]			800–1000	5	12
Pfifferling	11	46	217	2,10	0,10
Pfifferling in Dosen	13	54	217	1,20	0,02
Reizker	14	59	*	2,00	0,10
Rotkappe	13	54	*	2,00	0,10
Steinpilz	20	84	1	3,10	0,16
Steinpilz, getrocknet	124	519	5	27,67	0,20
Hülsenfrüchte					
Bohnen, grün, gekocht	27	213	53	0,00	0,17
Bohnen, grün, roh	33	138	56	0,00	0,13
Bohnen, in Dosen	21	88	33	0,00	0,05
Bohnen, weiß, gegart	83	347	67	0,00	0,50
Erbsen, gekocht und abgetropft	70	293	53	0,00	2,08
Erbsen, Schote und Samen	81	339	105	*	0,26
Erbsen, getrocknet, gegart	331	1385	83	0,00	5,13
Erbsen, grün, gefroren, gegart	122	510	44	0,00	2,28
Erbsen, in Dosen	52	218	43	0,00	1,65
Kichererbsen, getrocknet	275	1151	30	0,00	5,83
Limabohnen	275	1151	88	0,00	4,32
Linsen, gegart	87	364	17	0,00	1,27
Mungobohnen, reif	269	1125	6	0,00	1,90
Saubohnen, frisch	309	1293	22	0,00	0,30
Wachsbohnen, Konserve, gegart	21	88	36	0,00	0,13
Soja, Sojaprodukte					
Miso	102	427	4	0,00	0,80
Sojamehl, halbfett	335	1402	25	0,00	1,50
Sojamehl, vollfett	347	1452	14	0,00	1,53
Sojamilch	52	218	4	0,00	1,50
Sojasprossen, frisch	50	209	4	0,00	0,09
Tempeh	145	607	4	0,00	1,00
Tofu	83	347	4	0,00	0,50

[1] = Erläuterung → *Was sie über Vitamine wissen sollten*

Vitamin K µg	Vitamin B₁ mg	Vitamin B₂ mg	Niacin mg	Vitamin B₆ mg	Folsäure µg	Pantothen-säure mg	Biotin µg	Vitamin B₁₂ µg	Vitamin C mg
70	1,2	1,6	15	1,6	*300*	6	30	3	75
			–18	–1,8	150		–100		
✳	0,02	0,23	**6,50**	0,04	25,00	2,50	15,00	0,00	6,00
✳	0,03	0,17	**4,16**	0,04	14,29	**1,43**	8,57	0,00	3,00
✳	0,13	0,06	**5,07**	0,05	25,00	2,50	15,00	0,00	6,00
✳	0,10	0,40	**5,47**	0,05	25,00	2,50	15,00	0,00	5,00
✳	0,03	0,37	**4,90**	0,03	25,00	2,70	15,00	0,00	2,50
✳	0,37	**3,11**	**61,60**	**0,33**	144,10	21,79	103,75	0,00	11,53
42,83	0,07	0,09	0,50	0,12	15,30	0,18	1,40	0,00	12,00
42,83	0,08	0,12	0,57	0,26	*70,00*	0,50	7,00	0,00	20,00
✳	0,07	0,04	0,30	0,03	*13,00*	0,09	1,10	0,00	4,30
✳	**0,10**	0,05	0,61	0,06	46,00	0,90	10,00	0,00	2,00
23,00	0,23	0,16	2,00	0,10	✳	0,46	2,10	0,00	17,00
33,40	0,30	0,16	2,38	0,16	*159,00*	*0,72*	*5,30*	✳	25,00
✳	0,07	0,19	**6,71**	0,20	✳	0,80	3,70	0,00	10,70
✳	0,20	0,11	3,10	0,10	✳	0,47	2,20	0,00	9,40
✳	0,10	0,06	0,88	0,05	*12,00*	0,11	1,50	0,00	8,80
264,00	**0,49**	0,20	1,64	0,55	340,00	**1,31**	4,32	0,00	4,00
6,00	0,50	0,19	1,91	0,47	360,00	**1,29**	4,50	0,00	✳
✳	0,08	0,07	0,66	0,60	22,00	1,40	13,00	0,00	✳
170,00	**0,49**	**0,23**	2,30	**0,50**	490,00	3,50	7,50	0,00	3,00
✳	0,23	0,14	2,65	0,20	44,00	0,30	4,00	0,00	**33,00**
✳	0,03	0,06	0,54	0,09	12,10	0,14	1,10	0,00	6,70
✳	0,06	0,10	3,58	0,30	40,00	0,50	15,00	✳	✳
✳	0,83	0,36	2,60	0,68	*400,00*	2,10	60,00	✳	✳
200,00	0,77	0,28	2,20	0,51	*190,00*	1,80	60,00	✳	✳
✳	0,12	0,04	0,22	0,06	1,00	0,08	3,50	✳	0,00
✳	0,16	0,16	1,53	0,16	*160,00*	1,44	2,00	0,00	19,63
✳	0,26	0,65	4,90	0,30	156,00	0,30	53,00	✳	✳
✳	0,08	0,05	0,20	0,05	*15,00*	0,07	5,50	✳	0,10

✳ = keine Daten   − = nur in Spuren enthalten

Lebensmittel
100 g

	Energie kcal	Energie kJ	Vitamin A µg	Vitamin D µg	Vitamin E mg
Durchschnittlicher Tagesbedarf[1]			800–1000	5	12
Vegetarische Brotaufstriche					
Erdnußbutter	630	2636	2	0,00	8,60
Haselnußmus	524	2192	4	0,00	**20,00**
Hefeaufstrichpaste	327	1368	5	0,00	2,21
Mandelmus	626	2619	15	0,00	**25,00**
Tahini aus rohem Sesam	615	2573	*	0,00	4,00
Vegetarische Pasteten	243	1017	7	0,33	4,05
Walnußmus	703	2941	5	0,00	5,64
Getreide, Getreideprodukte					
Mehle und andere Mahlprodukte					
Buchweizen, helles Mehl	351	1469	0	0,00	0,60
Buchweizen, Korn, geschält	336	1406	0	0,00	0,84
Buchweizengrütze	335	1402	0	0,00	1,20
Buchweizen-Vollmehl	351	1469	0	0,00	2,10
Dinkel (Grünkern), Korn	320	1339	0	0,00	0,30
Dinkel (Grünkern), Mehl	332	1389	0	0,00	1,40
Gerste, Korn	315	1318	–	0,00	0,67
Gerstengraupen	335	1402	0	0,00	0,20
Gerstengrütze	310	1297	0	0,00	0,20
Gerstenmehl, Vollkorn	350	1467	0	0,00	0,20
Grünkern (Dinkel), Korn	320	1339	0	0,00	0,30
Grünkern (Dinkel), Mehl	364	1523	0	0,00	0,30
Hafer, Korn	350	1464	0	0,00	0,84
Haferflocken	366	1531	*	0,00	1,46
Hafergrütze	383	1602	*	0,00	1,50
Hirse, Korn	350	1464	0	0,00	0,41
Mais, Korn	327	1368	**185**	0,00	2,00
Mais, Popcorn	368	1540	3	0,00	2,90
Maisgrieß (gelb)	339	1418	120	0,00	0,70
Maisstärke	346	1448	*	0,00	*

[1] = Erläuterung → *Was sie über Vitamine wissen sollten*

Vitamin K µg	Vitamin B$_1$ mg	Vitamin B$_2$ mg	Niacin mg	Vitamin B$_6$ mg	Folsäure µg	Pantothen-säure mg	Biotin µg	Vitamin B$_{12}$ µg	Vitamin C mg
70	1,2	1,6	15	1,6	*300*	6	30	3	75
			–18	–1,8	150		–100		
*	0,13	0,13	15,00	0,18	50,53	1,58	17,18	0,00	*
*	0,40	0,20	3,36	0,43	68,00	1,00	30,00	0,00	2,50
*	0,18	0,34	2,68	0,13	**203,90**	0,61	10,70	0,00	0,25
*	0,23	0,70	6,03	0,08	96,00	0,50	0,40	0,00	0,60
*	1,28	0,51	10,08	0,79	90,00	0,05	20,00	*	*
*	**0,71**	0,47	5,17	0,29	88,55	1,12	8,73	0,11	1,38
*	0,17	0,09	2,91	0,49	35,37	0,49	18,69	0,00	1,52
*	0,58	0,15	2,90	0,38	30,00	1,45	4,00	0,00	0,00
*	0,24	0,15	2,90	0,58	50,00	1,20	5,00	0,00	0,00
*	0,28	0,08	2,80	0,40	30,00	1,45	4,00	0,00	0,00
*	0,58	0,15	2,90	0,58	50,00	1,45	1,00	0,00	0,00
*	0,30	0,10	1,50	0,30	50,00	1,20	6,00	0,00	0,00
*	0,42	0,09	1,50	0,27	50,00	1,20	5,00	0,00	0,00
*	0,43	0,18	4,80	0,56	*65,00*	0,68	4,00	0,00	0,00
*	0,09	0,08	3,10	0,22	*20,00*	0,50	4,00	0,00	0,00
*	0,20	0,08	3,10	0,29	*19,00*	0,49	4,00	0,00	0,00
*	0,16	0,08	5,50	0,33	20,00	0,60	4,00	0,00	0,00
*	0,30	0,10	1,50	0,30	50,00	1,20	6,00	0,00	0,00
*	0,30	0,10	1,50	0,30	50,00	1,20	5,00	0,00	0,00
50,00	0,52	0,17	2,37	0,96	*33,00*	0,71	**13.00**	0,00	–
63,00	0,59	0,15	1,00	0,16	*87,00*	1,09	**20,00**	0,00	0,00
*	0,60	0,22	4,85	0,15	30,00	0,70	**20,00**	0,00	0,00
*	0,43	0,11	1,80	0,52	20,00	1,00	6,00	0,00	0,00
40,00	0,36	0,20	1,50	0,40	*26,00*	0,65	6,00	0,00	0,00
*	0,30	0,12	1,20	*	0,00	0,05	0,00	0,00	0,00
*	0,15	0,05	0,50	0,15	5,00	0,55	6,00	0,00	0,00
*	*	0,01	0,03	0,01	0,00	*	0,00	0,00	*

* = keine Daten   – = nur in Spuren enthalten

Lebensmittel
100 g

	Energie kcal	Energie kJ	Vitamin A µg	Vitamin D µg	Vitamin E mg
Durchschnittlicher Tagesbedarf[1]			800–1000	5	12
Mais-Vollmehl -(gelb)	324	1356	50	0,00	1,30
Reis, gekocht, parboiled	340	1423	0	0,00	0,10
Reis, gekocht, poliert	87	364	*	0,00	0,18
Reis, Korn, Naturreis	345	1443	0	0,00	0,74
Reismehl	351	1469	0	0,00	**10,00**
Roggen, Korn	294	1230	60	0,00	1,96
Roggenflocken	307	1284	2	0,00	1,80
Roggenkeime	387	1619	340	0,00	**12,60**
Roggenmehl, Type 815	319	1335	41	0,00	0,50
Roggenmehl, Type 997	309	1293	41	0,00	1,30
Roggenmehl, Type 1150	316	1322	41	0,00	0,87
Roggen-Vollkornmehl, T. 1800	290	1213	1	0,00	1,60
Weizen, Korn	309	1293	3	0,00	1,35
Weizenflocken	354	1481	3	0,00	1,40
Weizengrieß	322	1347	*	0,00	0,80
Weizenkeime	312	1305	10	0,00	24,74
Weizenmehl, Type 405	332	1389	15	0,00	0,30
Weizenmehl, Type 550	333	1393	25	0,00	0,34
Weizenmehl, Type 1050	329	1377	–	0,00	1,40
Weizen-Speisekleie	171	715	1	0,00	2,66
Weizenstärke	347	1452	0	0,00	0,00
Weizen-Vollkornmehl, T. 1700	302	1264	50	0,00	0,88
Frühstücksflocken, Müslis, Brei					
Cornflakes	353	1477	28	0,00	0,18
Haferflocken, mit Trockenobst	354	1481	3	0,00	2,80
Mehrkornflocken m. Zucker/Honig, ger.	325	1360	1	0,00	0,89
Müslimischung, Trockenpulver	394	1648	27	0,00	4,80
Müsli mit Zucker und Obst	159	665	10	0,01	0,88
Hirsebrei, süß	91	381	18	0,04	0,15

[1] = Erläuterung → *Was sie über Vitamine wissen sollten*, Seite 8

Vitamin K µg	Vitamin B$_1$ mg	Vitamin B$_2$ mg	Niacin mg	Vitamin B$_6$ mg	Folsäure µg	Pantothensäure mg	Biotin µg	Vitamin B$_{12}$ µg	Vitamin C mg
70	1,2	1,6	15 –18	1,6 –1,8	*300* 150	6	30 –100	3	75
*	0,44	0,13	1,93	0,06	*10,10*	0,55	6,60	0,00	0,00
*	0,11	0,01	1,00	0,20	5,50	0,45	1,50	0,00	0,00
*	0,02	0,01	0,32	0,15	9,67	0,63	3,00	0,00	*
*	0,41	0,09	5,20	0,28	*16,00*	1,70	12,00	0,00	0,00
*	0,06	0,03	1,40	0,20	*10,00*	0,10	2,00	0,00	0,00
*	0,35	0,17	1,81	0,23	**143,00**	1,50	5,00	0,00	0,00
*	0,35	0,20	1,80	0,30	60,00	1,50	5,00	0,00	*
*	**1,00**	**0,84**	2,30	**1,80**	**100,00**	0,80	10,00	0,00	0,00
*	0,18	0,09	0,60	0,11	*15,00*	0,60	2,50	0,00	0,00
*	0,19	0,11	0,80	0,20	60,00	0,70	3,00	0,00	0,00
*	0,22	0,10	1,15	0,35	70,00	1,00	3,00	0,00	0,00
*	0,30	0,14	1,90	0,30	70,00	1,10	4,00	0,00	0,00
*	0,46	0,11	5,10	0,27	*87,00*	1,18	6,00	0,00	0,00
*	0,36	0,12	5,75	0,45	50,00	1,20	6,00	0,00	*
*	0,12	0,04	1,30	0,09	25,00	0,40	1,00	0,00	0,00
131,00	**2,01**	0,72	4,52	0,49	*520,00*	1,00	17,00	0,00	0,00
*	0,06	0,03	0,70	0,18	*10,00*	0,21	1,50	0,00	0,00
*	0,11	0,08	0,50	0,10	*16,00*	0,40	1,10	0,00	0,00
*	0,43	0,07	1,42	0,24	*22,00*	0,63	2,90	0,00	0,00
81,50	0,65	0,51	**17,10**	0,73	195,00	2,50	44,00	0,00	0,00
*	0,00	0,00	0,08	0,00	0,00	0,00	0,00	0,00	*
30,00	0,47	0,17	5,00	0,46	*50,00*	1,20	8,30	0,00	0,00
*	0,60	**2,00**	1,40	0,07	5,70	0,17	2,00	0,00	0,00
*	0,35	0,09	2,55	0,15	28,00	0,90	3,00	0,00	0,70
*	0,38	0,15	5,34	0,40	60,00	0,83	5,70	0,00	0,11
*	0,25	0,15	3,05	0,17	33,00	1,00	5,00	0,00	0,40
*	0,10	0,06	0,79	0,10	10,21	0,25	4,09	0,04	9,03
*	0,03	0,08	0,86	0,07	4,86	0,24	1,72	0,14	0,53

* = keine Daten   – = nur in Spuren enthalten

Lebensmittel 100 g	Energie kcal	Energie kJ	Vitamin A µg	Vitamin D µg	Vitamin E mg
Durchschnittlicher Tagesbedarf[1]			800–1000	5	12
Teigwaren					
Eierteigwaren (Nudeln), gekocht	94	393	63	0,00	0,21
Spaghetti, eifrei, roh	362	1515	0	0,04	1,84
Spätzle, roh	359	1502	14	0,04	1,84
Teigwaren aus Hartgrieß, roh	366	1531	60	0,00	0,20
Teigwaren, eifrei, mit Spinat, roh	356	1490	125	0,03	2,22
Vollkornnudeln, roh	343	1435	24	0,11	0,91
Hefe					
Bierhefe getrocknet	229	958	*	*	*
Hefeflocken	355	1485	2	0,00	3,60
Brot					
Baguette	265	1109	*	0,00	0,31
Fladenbrot	265	1109	*	0,00	0,29
Grahambrot	199	833	3	0,00	0,33
Knäckebrot	315	1318	0	0,00	1,66
Maisfladenbrot	241	1008	34	0,00	0,88
Pumpernickel	182	761	2	0,00	0,93
Reisbrot	279	1167	*	0,00	0,33
Roggenbrot	217	908	0	0,00	1,09
Roggenmischbrot	210	879	0	0,00	0,51
Roggenschrot- und Vollkornbrot	193	808	80	0,00	1,20
Sauerbrot, dunkel	251	1050	1	0,00	0,76
Schlüterbrot	203	849	1	0,00	0,03
Simonsbrot	204	854	1	0,00	0,77
Steinmetzbrot	203	849	5	0,00	0,80
Vollkornbrot im Durchschnitt	237	992	6	0,02	0,84
Vollkornbrot mit Leinsamen	240	1004	1	0,00	0,87
Vollkornbrot mit Soja	236	987	2	0,00	0,60
Weißbrot	238	996	7	0,02	0,59
Weizenbrötchen	272	1138	0	0,01	0,55

[1] = Erläuterung → *Was sie über Vitamine wissen sollten*

Vitamin K µg	Vitamin B₁ mg	Vitamin B₂ mg	Niacin mg	Vitamin B₆ mg	Folsäure µg	Pantothen-säure mg	Biotin µg	Vitamin B₁₂ µg	Vitamin C mg
70	1,2	1,6	15	1,6	*300*	6	30	3	75
			–18	–1,8	150		–100		
✻	0,01	–	0,40	0,06	*11,00*	0,30	1,00	0,00	0,00
✻	0,09	0,06	2,00	0,10	21,23	0,42	1,83	0,09	✻
✻	0,11	0,04	2,99	0,10	21,23	0,42	1,83	0,09	✻
✻	0,16	0,07	4,22	0,06	11,00	0,30	1,00	0,00	✻
✻	0,12	0,07	3,14	0,12	30,59	0,44	2,65	0,06	7,28
✻	0,31	0,13	3,10	0,20	47,87	1,00	9,00	0,14	✻
✻	**12,00**	3,77	44,80	4,41	**3700**	7,21	**115,00**	✻	✻
✻	**7,40**	2,60	33,95	2,50	80,00	5,00	24,00	0,00	✻
✻	0,06	0,05	2,07	0,09	12,93	0,16	1,66	0,00	✻
✻	0,04	0,02	1,84	0,08	3,65	0,12	0,73	0,00	✻
✻	0,21	0,11	2,50	0,24	*30,00*	0,79	1,74	0,00	0,00
✻	0,20	0,18	1,10	0,30	*88,00*	1,10	7,00	0,03	0,00
✻	0,24	0,06	1,84	0,03	3,39	0,28	4,07	0,00	✻
✻	0,05	0,08	1,20	0,10	*23,00*	2,06	3,22	0,00	✻
✻	0,06	0,05	2,13	0,10	12,07	0,15	1,72	0,00	✻
✻	0,18	0,11	0,92	0,20	*16,00*	0,47	2,75	0,00	0,00
✻	0,17	0,08	0,96	0,12	*32,00*	0,26	2,32	0,00	0,00
✻	0,18	0,15	0,56	0,30	*14,00*	2,00	3,48	0,00	0,00
✻	0,23	0,14	3,83	0,24	47,26	1,16	6,53	0,00	✻
✻	0,19	0,12	2,49	0,15	29,35	0,59	4,25	0,00	✻
✻	0,20	0,12	3,00	0,25	26,32	0,63	5,00	0,00	0,00
✻	0,20	0,08	3,50	0,30	25,84	0,62	4,86	0,00	0,00
✻	0,16	0,13	4,16	0,23	29,89	0,79	5,80	0,02	0,06
✻	0,17	0,12	4,79	0,26	22,37	0,65	5,91	0,00	✻
✻	0,19	0,11	4,99	0,28	31,22	0,70	9,07	0,00	1,00
✻	0,09	0,06	0,85	0,02	*15,00*	0,69	2,90	0,02	0,00
✻	0,10	0,03	1,10	0,04	*36,00*	0,50	1,00	0,02	0,00

✻ = keine Daten   – = nur in Spuren enthalten

Lebensmittel
100 g

	Energie kcal	Energie kJ	Vitamin A µg	Vitamin D µg	Vitamin E mg
Durchschnittlicher Tagesbedarf[1]			800 –1000	5	12
Weizenmischbrot	226	946	0	0,00	0,45
Weizenschrot- und Vollkornbrot	199	833	3	0,00	0,82
Weizentoastbrot	258	1079	31	0,12	0,99
Kuchen und Gebäck					
Apfelstrudel	157	657	24	0,08	1,16
Bienenstich	339	1418	96	0,47	2,92
Biskuit (Löffel-)	289	1209	89	1,02	0,57
Butterkeks	428	1791	135	0,17	0,65
Cremetorte	224	937	91	0,67	0,73
Erdnußflips	558	2335	27	0,00	5,56
Früchtebrot	305	1276	68	0,00	3,52
Käse-Sahne-Torte	264	1105	109	0,72	0,41
Mandelmakronen	376	1573	4	0,00	**7,96**
Marmorkuchen aus Rührmasse	406	1699	130	0,62	0,73
Nußkranz aus Hefeteig	354	1481	44	0,22	2,63
Nußkuchen	456	1908	174	1,09	**7,03**
Obstkuchen	223	933	59	0,23	0,92
Sachertorte	343	1435	13	0,72	0,63
Sandkuchen	440	1841	143	0,66	0,81
Vollkornkekse im Durchschnitt	440	1841	5	0,00	**7,60**
Waffelmischung	472	1975	110	0,72	0,07
Weihnachtsstollen, sächsisch	377	1577	94	0,16	1,20
Grundteige					
Blätterteig	450	1883	158	0,28	0,85
Brandteig	200	837	105	0,81	0,60
Hefeteig	284	1188	40	0,19	0,39
Mürbeteig	453	1895	114	0,39	0,70
Sonstige Teig- u. Backwaren					
Laugengebäck	239	1000	5	0,02	0,42
Zwieback, eifrei	368	1540	*	0,00	0,20

[1] = Erläuterung → Was sie über Vitamine wissen sollten

Vitamin K µg	Vitamin B₁ mg	Vitamin B₂ mg	Niacin mg	Vitamin B₆ mg	Folsäure µg	Pantothensäure mg	Biotin µg	Vitamin B₁₂ µg	Vitamin C mg
70	1,2	1,6	15	1,6	*300*	6	30	3	75
	–18	–1,8			150		–100		
*	0,14	0,07	1,20	0,09	21,25	0,25	2,39	0,00	0,00
*	0,25	0,15	3,30	0,08	*25,00*	0,65	3,50	0,00	0,00
*	0,08	0,05	1,00	0,11	37,19	0,47	4,27	0,05	0,00
*	0,03	0,04	0,66	0,04	4,29	0,10	0,58	0,00	6,06
*	0,03	0,11	1,15	0,04	10,27	0,28	3,30	0,26	0,28
*	0,04	0,14	0,20	0,06	26,06	0,65	10,33	0,69	*
*	0,04	0,09	0,50	0,08	8,81	0,50	3,40	0,30	1,05
*	0,04	0,15	1,27	0,05	18,71	0,56	7,96	0,59	0,37
*	0,36	0,21	6,13	0,10	10,28	0,52	5,82	0,00	0,00
*	0,11	0,10	2,88	0,20	13,20	0,54	7,30	0,00	35,40
*	0,03	0,18	1,57	0,05	18,16	0,55	7,66	0,70	0,25
*	0,08	0,39	1,30	0,03	23,80	0,18	1,23	0,02	0,78
*	0,04	0,08	1,46	0,06	13,27	0,36	5,16	0,34	0,09
*	0,06	0,10	1,63	0,08	30,26	0,29	4,58	0,13	0,28
*	0,07	0,10	1,40	0,08	21,10	0,50	9,38	0,44	0,31
*	0,03	0,04	0,30	0,04	12,10	0,22	2,41	0,14	2,00
*	0,04	0,10	1,40	0,05	17,95	0,47	7,17	0,45	0,72
*	0,03	0,10	1,19	0,04	13,80	0,39	5,52	0,38	0,18
*	0,72	0,84	8,49	0,25	21,59	0,54	4,21	0,01	0,21
*	0,03	0,00	0,20	0,05	13,11	0,39	5,49	0,39	0,16
*	0,07	0,12	1,69	0,10	36,50	0,22	2,63	0,03	0,49
*	0,02	0,02	1,06	0,05	1,97	0,08	0,32	0,00	0,06
*	0,04	0,10	1,48	0,06	19,21	0,48	7,56	0,650	0,02
*	0,07	0,12	2,21	0,98	35,11	0,35	4,14	0,19	0,23
*	0,03	0,04	1,48	0,06	7,85	0,22	2,63	0,15	0,04
*	0,08	0,10	1,81	0,07	35,48	0,29	2,08	0,00	–
*	0,11	0,07	1,30	0,09	0,00	*	0,00	0,00	*

* = keine Daten   – = nur in Spuren enthalten

Lebensmittel 100 g	Energie kcal	Energie kJ	Vitamin A µg	Vitamin D µg	Vitamin E mg
Durchschnittlicher Tagesbedarf[1)]			800 –1000	5	12
Milch, Milchprodukte					
Frauenmilch	69	289	70	0,07	0,28
H-Milch, entrahmt	35	146	1	*	*
H-Milch, 1,5% Fett	47	197	13	0,00	0,09
Rohmilch, Vorzugsmilch	66	276	35	0,06	0,13
Trinkmilch, 1,5% Fett	47	187	14	0,03	0,04
Trinkmilch, 3,5% Fett	64	268	31	0,06	0,10
Trockenmilchpulver aus Magermilch	357	1494	9	0,03	0,01
Trockenmilchpulver aus Vollmilch	482	2017	253	1,24	0,50
Buttermilch	37	155	9	0,01	0,02
Dickmilch, 3,5% Fett	61	255	31	0,09	0,10
Dickmilch, entrahmt	32	134	1	0,01	*
Joghurt, Kefir					
Joghurt, entrahmt	37	155	1	0,00	0,00
Joghurt, 3,5% Fett	70	293	32	0,06	0,09
Joghurt, fettarm, 1,5% Fett	50	209	14	0,03	0,04
Joghurt, 1,5% Fett, mit Früchten, gez.	80	335	ca. 10	0,00	0,10
Joghurt, 3,5% Fett, mit Früchten, gez.	101	423	ca. 20	0,05	0,10
Kefir, 3,5% Fett	65	272	31	0,08	0,10
Schwedenmilch	68	285	60	0,08	0,11
Kondensmilch					
Kondensmagermilch, ungezuckert	83	347	3	0,00	*
Kondensmilch, 10% Fett	176	736	72	0,15	0,20
Kondensmilch, gezuckert, 8% Fett	320	1339	81	0,13	0,20
Molke					
Molke, süß	25	105	3	0,00	0,01
Molkepulver	344	1439	15	*	0,06
Sahne					
Sahne, 10% Fett (Kaffeerahm)	123	515	74	0,82	0,25
Schlagsahne, 30% Fett	308	1289	339	1,10	0,72

[1)] = Erläuterung → *Was sie über Vitamine wissen sollten*

Vitamin K µg	Vitamin B$_1$ mg	Vitamin B$_2$ mg	Niacin mg	Vitamin B$_6$ mg	Folsäure µg	Pantothen-säure mg	Biotin µg	Vitamin B$_{12}$ µg	Vitamin C mg
70	1,2	1,6	15	1,6	*300*	6	30	3	75
		–18		–1,8	150		–100		
0,48	0,02	0,04	0,17	0,01	*8,50*	0,21	0,58	0,05	4,40
✱	0,03	0,19	0,10	0,04	✱	✱	✱	✱	1,00
✱	0,03	0,18	0,10	0,04	5,30	0,35	–	0,38	1,00
4,00	0,04	0,18	0,09	0,04	*6,70*	0,35	3,50	0,41	1,70
2,00	0,04	0,18	0,09	0,05	–	0,35	3,50	0,42	1,70
4,00	0,03	0,18	0,10	0,05	*6,38*	0,35	3,50	0,36	1,00
✱	0,34	**2,18**	1,10	0,28	*21,00*	3,45	14,00	2,20	2,00
✱	0,27	**1,40**	0,70	0,20	*40,00*	2,70	24,00	1,48	11,00
✱	0,03	0,16	0,10	0,04	*5,00*	0,30	1,50	0,20	0,60
✱	0,03	0,18	0,10	0,05	6,33	0,36	2,67	0,46	1,00
✱	0,03	0,19	0,10	0,05	5,00	0,37	2,50	0,50	1,00
0,50	0,04	0,18	0,09	0,05	*12,00*	0,36	3,60	0,43	1,70
✱	0,04	0,18	0,09	0,05	*13,00*	0,35	3,50	0,09	1,00
✱	0,04	0,17	0,09	0,04	12,00	0,33	3,30	0,40	1,60
✱	0,03	0,15	0,10	0,04	9,98	0,31	2,14	0,42	2,00
✱	0,03	0,15	0,10	0,04	9,15	0,30	2,97	0,25	2,00
✱	0,03	0,18	0,10	0,05	5,00	0,36	3,00	0,50	1,00
✱	0,04	0,19	0,81	0,04	9,00	0,34	3,00	0,15	2,00
✱	0,06	0,40	1,93	0,06	8,00	0,82	3,00	0,40	1,20
✱	0,09	0,48	0,30	0,08	*8,00*	0,84	8,10	0,50	3,00
✱	0,09	0,39	0,24	0,06	*10,00*	0,82	3,20	0,50	3,80
✱	0,04	0,15	0,19	0,04	*1,00*	0,34	1,40	0,20	0,89
✱	0,49	2,50	0,80	0,60	*12,00*	11,50	43,00	2,40	1,41
✱	0,03	0,16	0,10	0,04	*2,00*	0,08	3,40	0,40	1,00
✱	0,03	0,15	0,08	0,04	*4,00*	0,30	3,40	0,40	1,00

✱ = keine Daten   – = nur in Spuren enthalten

Lebensmittel
100 g

	Energie kcal	Energie kJ	Vitamin A µg	Vitamin D µg	Vitamin E mg
Durchschnittlicher Tagesbedarf[1]			800–1000	5	12
Saure Sahne (Rahm)	117	490	170	0,23	0,50
Saure Sahne, extra	187	782	132	0,18	0,50
Saure Sahne, Schmand, 20% Fett	218	912	200	0,60	0,50
Crème fraîche, 40% Fett	378	1582	433	1,30	1,10
Milch verschiedener Tierarten					
Büffelmilch	108	452	64	0,05	0,20
Schafmilch	96	402	51	0,05	0,10
Stutenmilch	47	197	17	0,05	0,10
Ziegenmilch	67	280	74	0,25	0,10
Käse					
Appenzeller, Rahmstufe	415	1736	397	1,00	1,00
Brie, 50% Fett i.Tr.	345	1443	157	0,80	0,50
Butterkäse, Rahmstufe	344	1439	297	0,90	0,60
Camembert, 30% Fett i.Tr.	216	904	216	0,17	0,30
Camembert, 45% Fett i.Tr.	285	1192	362	0,28	0,50
Chester (Ceddar), 50% Fett i.Tr.	397	1661	440	0,34	1,00
Edamer, 30% Fett i.Tr.	251	1050	213	0,40	0,41
Edamer, 45% Fett i.Tr.	354	1481	220	0,50	0,42
Edelpilzkäse, 50% Fett i.Tr.	355	1485	290	1,00	0,77
Emmentaler, 45% Fett i.Tr.	383	1602	291	1,10	0,53
Gorgonzola	360	1506	257	1,00	0,60
Gouda, 45% Fett i.Tr.	365	1527	260	1,25	0,50
Gruyères (Greyerzer)	412	1724	*	*	*
Harzer, Korbkäse	127	531	282	0,57	0,36
Limburger, 20% Fett i.Tr.	183	766	40	0,20	0,20
Limburger, 40% Fett i.Tr.	267	1117	380	0,60	0,40
Mozzarella	225	941	*	*	*
Parmesan, 35% Fett i.Tr.	375	1569	340	0,65	0,50
Romadur, halbfett	200	837	147	0,30	0,20
Romadur, vollfett	312	1305	397	0,70	0,50

[1] = Erläuterung → Was sie über Vitamine wissen sollten

Vitamin K µg	Vitamin B₁ mg	Vitamin B₂ mg	Niacin mg	Vitamin B₆ mg	Folsäure µg	Pantothen- säure mg	Biotin µg	Vitamin B₁₂ µg	Vitamin C mg
70	1,2	1,6	15	1,6	*300*	6	30	3	75
			–18	–1,8	150		–100		
*	0,04	0,16	0,10	0,02	12,00	0,39	1,40	0,40	1,00
*	0,04	0,15	0,07	0,02	7,00	0,34	3,00	0,30	0,90
*	0,04	0,17	0,70	0,02	11,00	0,37	1,00	0,40	1,00
*	0,03	0,11	0,54	0,01	9,00	0,30	1,00	0,40	1,00
*	0,05	0,10	1,08	0,03	6,00	0,37	**11,00**	0,30	2,50
*	0,05	0,23	0,45	0,02	11,00	0,35	9,00	0,51	4,25
*	0,03	0,03	0,14	0,03	4,00	0,30	7,00	0,30	15,00
*	0,05	0,15	0,32	0,03	*0,80*	0,31	3,90	0,07	2,00
*	0,04	0,45	5,43	0,07	15,00	1,00	2,00	1,00	0,50
*	0,05	0,34	1,13	0,23	*65,00*	0,69	6,20	1,70	1,00
*	0,05	0,35	4,67	0,06	18,00	0,80	3,50	2,00	1,00
*	0,05	0,67	1,20	0,28	*66,00*	0,90	5,00	3,10	1,00
*	0,05	0,60	1,10	0,25	*44,00*	0,80	4,50	2,80	1,00
3,00	0,04	0,44	0,11	0,06	19,00	0,29	1,90	0,96	0,50
*	0,06	0,35	0,07	0,06	15,00	0,80	1,50	2,00	1,00
*	0,06	0,35	0,07	0,06	20,00	0,50	1,50	2,10	1,00
*	0,04	0,50	0,81	0,18	*40,00*	2,00	3,00	0,59	1,00
*	0,05	0,34	0,18	0,07	*5,20*	0,40	3,00	2,20	0,50
*	0,05	0,43	0,32	0,11	*31,00*	0,17	2,00	1,20	1,00
*	0,03	0,20	0,10	0,08	*21,00*	0,34	3,00	1,00	1,00
*	0,05	0,30	0,14	0,08	*10,00*	0,52	1,30	2,00	*
*	0,03	0,36	0,70	0,12	26,50	0,90	5,00	1,50	0,50
*	0,04	0,32	5,83	0,20	50,00	1,20	8,00	2,00	1,00
*	0,05	0,35	0,06	0,09	*60,00*	1,18	8,60	2,00	1,00
*	0,03	0,27	0,14	0,06	*10,00*	*	2,00	*	*
*	0,02	0,62	0,17	0,10	*20,00*	0,53	3,00	2,00	0,50
*	0,05	0,35	5,35	0,14	25,00	0,80	3,00	2,00	1,00
*	0,05	0,35	4,70	0,15	25,00	0,80	3,00	2,00	1,00

* = keine Daten   – = nur in Spuren enthalten

Lebensmittel 100 g	Energie kcal	Energie kJ	Vitamin A µg	Vitamin D µg	Vitamin E mg
Durchschnittlicher Tagesbedarf[1]			800 –1000	5	12
Roquefort	362	1515	310	*	*
Schmelzkäse, 45% Fett i.Tr.	270	1130	300	3,13	0,46
Tilsiter, 30% Fett i.Tr.	270	1130	120	0,20	0,20
Tilsiter, 45% Fett i.Tr.	355	1485	120	0,70	0,50
Frischkäse, Quark					
Doppelrahmfrischkäse 60% Fett i.Tr.	340	1423	325	0,20	0,70
Frühlingsquark	110	460	54	0,04	0,20
Körniger Frischkäse, 20% Fett i.Tr.	102	427	22	0,03	0,07
Schichtkäse, 10% Fett i.Tr.	75	314	68	0,15	0,10
Schichtkäse, 20% Fett i.Tr.	95	397	30	0,15	0,10
Speisequark, 20% Fett i.Tr.	109	456	44	0,09	0,12
Speisequark, 40% Fett i.Tr.	160	669	99	0,19	0,27
Speisequark, mager	71	297	2	0,00	0,10
Öle und Fette					
Pflanzliche Öle und Fette					
Diätmargarine	720	2960	900	2,50	**66,00**
Distelöl (Safloröl)	900	3766	*	0,00	**44,47**
Halbfettmargarine	368	1540	583	2,50	6,00
Kakaobutter	900	3766	*	0,00	1,05
Kokosfett, gereinigt	900	3766	*	0,00	2,12
Leinöl	900	3766	*	0,00	5,82
Maiskeimöl	900	3766	23	0,00	**33,77**
Mandelöl	927	3879	*	0,00	**40,00**
Margarine	722	3021	530	2,50	10,00
Olivenöl	900	3766	37	0,00	12,08
Sesamöl	900	3766	*	0,00	3,47
Sojaöl	900	3766	583	0,00	17,03
Sonnenblumenöl	900	3766	4	0,00	**62,53**
Walnußöl	900	3766	*	0,00	3,26
Weizenkeimöl	900	3766	*	0,00	**174,48**

[1] = Erläuterung → *Was sie über Vitamine wissen sollten*

Vitamin K µg	Vitamin B₁ mg	Vitamin B₂ mg	Niacin mg	Vitamin B₆ mg	Folsäure µg	Pantothen- säure mg	Biotin µg	Vitamin B₁₂ µg	Vitamin C mg
70	1,2	1,6	15	1,6	*300*	6	30	3	75
			–18	–1,8	150		–100		
*	0,04	0,59	0,73	0,12	*49,00*	1,73	*	0,60	*
*	0,03	0,38	0,22	0,07	*3,46*	0,52	3,60	0,25	0,20
*	0,06	0,32	6,50	0,06	18,00	0,80	2,50	2,00	1,00
*	0,06	0,36	0,21	0,06	18,00	0,35	2,50	2,20	1,00
*	0,05	0,23	0,11	0,06	*3,00*	0,44	4,40	0,53	0,00
*	0,05	0,15	1,87	0,10	11,82	0,38	3,02	0,40	7,76
*	0,03	0,25	0,11	0,04	12,04	0,35	4,01	2,00	0,80
*	0,03	0,28	2,70	0,03	17,94	0,57	6,48	1,00	0,20
*	0,05	0,30	0,10	0,03	18,00	0,57	6,50	1,00	0,20
23,00	0,04	0,27	0,14	0,09	*16,00*	0,68	6,40	0,81	0,60
50,00	**0,03**	**0,24**	**0,12**	**0,08**	28,00	0,61	6,00	0,72	0,50
1,20	0,04	0,30	0,15	0,10	*16,00*	0,74	7,00	0,88	0,70
*	*	*	*	*	*	*	*	*	*
11,00	*	*	*	*	0,00	*	0,00	0,00	*
*	*	*	0,17	*	0,00	*	0,00	0,00	*
15,00	*	*	*	*	0,00	*	0,00	0,00	*
10,00	*	*	0,12	*	0,00	*	0,00	0,00	*
*	*	*	*	*	0,00	*	0,00	0,00	*
60,00	*	*	*	*	0,00	*	0,00	0,00	*
*	*	*	*	*	0,00	*	0,00	0,00	*
*	–	0,01	0,13	–	0,92	0,03	0,00	0,05	0,15
49,60	*	*	*	*	0,00	*	0,00	0,00	*
10,00	*	*	*	*	0,00	*	0,00	0,00	*
3,00	*	*	*	*	0,00	*	0,00	0,00	*
7,50	*	*	*	*	0,00	*	0,00	0,00	*
15,00	*	*	*	*	0,00	*	0,00	0,00	*
24,00	*	*	*	*	0,00	*	0,00	0,00	*

* = keine Daten   – = nur in Spuren enthalten

Lebensmittel 100 g	Energie kcal	Energie kJ	Vitamin A µg	Vitamin D µg	Vitamin E mg
Durchschnittlicher Tagesbedarf[1]			800–1000	5	12
Tierische Öle und Fette					
Butter (Süß- und Sauerrahm)	752	3142	653	1,24	2,02
Butter, Milchhalbfett	385	1611	603	0,80	1,40
Butterschmalz	897	3753	883	1,20	3,60
Gänseschmalz	900	3766	*	0,00	2,73
Lebertran	899	3761	25500	300,00	3,30
Mayonnaise, 50% Fett	490	2050	50	0,00	2,00
Mayonnaise, 80% Fett	727	3042	84	0,50	**15,00**
Schweineschmalz	900	3766	*	0,00	1,61
Eier					
Hühnerei, Eigelb	352	1473	886	5,58	5,68
Hühnerei, Eiweiß	49	205	–	–	*
Entenei	184	770	**740**	**5,00**	0,50
Gänseei	194	812	**667**	**5,00**	0,40
Hühnerei	155	649	272	2,93	2,02
Fisch					
Seefische					
Flunder	72	301	10	0,72	0,36
Heilbutt (Pferdezunge)	96	402	32	**5,00**	0,85
Hering	233	975	38	**26,70**	1,50
Kabeljau (Dorsch)	77	322	7	1,30	1,00
Katfisch (Steinbeißer)	81	339	18	0,50	2,10
Makrele	182	761	100	**4,00**	1,25
Rotbarsch (Goldbarsch)	105	439	14	**2,30**	1,25
Sardine	118	494	20	**10,75**	0,70
Schellfisch	77	322	17	0,00	0,39
Scholle (Goldbutt)	86	360	3	**2,70**	0,56
Seehecht (Hechtdorsch)	92	385	14	0,18	0,14
Seelachs (Köhler)	81	339	6	0,54	0,39
Seeteufel	66	276	7	0,00	1,00

[1] = Erläuterung → *Was sie über Vitamine wissen sollten*

Vitamin K µg	Vitamin B$_1$ mg	Vitamin B$_2$ mg	Niacin mg	Vitamin B$_6$ mg	Folsäure µg	Pantothen-säure mg	Biotin µg	Vitamin B$_{12}$ µg	Vitamin C mg
70	1,2	1,6	15 –18	1,6 –1,8	*300* 150	6	30 –100	3	75
60,00	0,01	0,02	0,03	0,01	–	0,05	0,00	–	0,20
30,00	0,01	0,02	0,10	0,02	0,00	0,30	0,00	0,00	0,20
8,00	*	*	0,08	–	0,00	0,01	0,00	0,00	*
*	*	*	*	*	0,00	*	0,00	0,00	*
*	*	*	*	*	0,00	*	0,00	0,00	*
*	0,01	0,02	0,25	0,05	7,00	0,20	6,00	1,00	*
*	0,02	0,04	0,20	0,01	14,00	1,00	12,00	1,00	*
*	*	*	0,02	*	0,00	*	0,00	0,00	*
147,00	0,29	0,40	0,07	0,30	*160,00*	3,72	53,00	2,00	*
*	0,02	0,32	0,09	0,01	*15,00*	0,14	7,00	0,10	0,30
*	0,16	**0,53**	0,13	0,25	80,00	1,60	**25,00**	**5,00**	*
*	0,16	0,35	3,33	0,12	65,00	1,50	**20,00**	2,00	*
47,50	0,10	0,31	0,08	0,08	*67,00*	1,60	**25,00**	1,86	*
*	0,22	0,21	3,40	0,25	*11,00*	0,54	1,08	**1,00**	0,80
*	0,08	0,07	5,90	0,42	*8,60*	0,30	3,10	**1,00**	0,80
*	0,04	0,22	3,80	0,45	*5,00*	0,94	4,50	**8,50**	0,50
*	0,06	0,05	2,30	0,20	7,96	0,26	2,20	1,16	2,00
*	0,20	0,06	2,40	0,28	0,90	0,46	2,88	**1,98**	1,60
5,00	0,13	0,36	**7,50**	**0,63**	*1,24*	0,46	4,30	**9,00**	0,80
*	0,11	0,08	2,50	0,33	8,10	0,29	4,77	**3,80**	0,80
*	0,02	0,25	**9,70**	**0,96**	3,78	0,60	7,56	0,14	0,40
*	0,05	0,17	3,10	0,16	*8,90*	0,22	2,50	0,74	1,20
*	0,21	0,22	4,00	0,22	*11,00*	0,80	1,08	**1,45**	1,50
*	0,10	0,20	4,74	0,19	12,60	0,15	3,87	**1,89**	1,20
*	0,09	0,35	4,00	0,33	10,00	0,36	7,50	**3,50**	*
*	0,01	0,08	4,72	0,15	12,00	0,24	2,00	**2,00**	1,00

* = keine Daten   – = nur in Spuren enthalten

Lebensmittel
100 g

	Energie kcal	Energie kJ	Vitamin A µg	Vitamin D µg	Vitamin E mg
Durchschnittlicher Tagesbedarf[1]			800–1000	5	12
Seezunge	82	343	4	**4,50**	0,56
Steinbutt (Kleist)	82	343	4	**1,80**	0,42
Süßwasserfische					
Aal (Flußaal)	281	1176	**980**	**20,00**	**5,60**
Barsch (Flußbarsch)	81	339	7	**3,60**	1,47
Felchen (Renke)	100	418	21	**3,83**	2,68
Forelle (Bachforelle)	103	431	32	**4,50**	1,67
Hecht	81	339	14	**2,70**	0,91
Karpfen	115	481	44	**2,70**	0,50
Lachs (Salm)	202	845	41	**16,30**	2,23
Schleie	77	322	1	**1,80**	0,07
Zander	83	347	5	**0,98**	0,17
Krusten- und Weichtiere					
Austern	66	276	**93**	**8,00**	0,85
Garnele (Speisekrabbe)	87	364	2	**0,50**	**4,00**
Hummer (Lobster)	81	339	0	**0,20**	1,47
Krabben, frisch	105	439	*	**0,50**	**4,00**
Krebs (Flußkrebs)	64	268	1	**0,10**	0,10
Miesmuscheln	51	213	54	**0,00**	0,75
Steckmuschel (Klaffmuschel)	54	226	33	**0,00**	0,80
Tintenfisch, frisch, gegart	73	305	3	**2,28**	2,40
Fischerzeugnisse					
Aal, geräuchert	329	1377	**940**	**90,00**	**5,48**
Brathering	204	854	20	**10,16**	**4,32**
Bückling	224	937	28	**30,00**	1,60
Fischstäbchen	284	1188	8	**0,00**	0,72
Flunder, geräuchert	110	460	16	**1,27**	0,62
Heilbutt, geräuchert	223	933	33	**7,30**	0,90
Hering, mariniert (Bismarckhering)	210	879	33	**13,00**	1,55
Heringsfilet in Tomatensoße	204	854	**240**	**16,50**	3,10

[1] = Erläuterung → *Was sie über Vitamine wissen sollten*

Vitamin K µg	Vitamin B₁ mg	Vitamin B₂ mg	Niacin mg	Vitamin B₆ mg	Folsäure µg	Pantothensäure mg	Biotin µg	Vitamin B₁₂ µg	Vitamin C mg
70	1,2	1,6	15 –18	1,6 –1,8	*300* 150	6	30 –100	3	75
*	0,06	0,10	3,00	0,20	9,00	0,24	3,87	**0,90**	0,00
*	0,02	0,15	3,00	0,23	7,20	0,38	2,88	**1,44**	1,20
*	0,18	0,32	2,60	0,28	*13,00*	0,12	4,59	**1,00**	1,80
*	0,08	0,12	1,74	0,18	12,60	0,15	3,87	0,90	1,60
*	0,04	0,06	3,33	0,24	16,00	0,41	6,80	**2,05**	0,60
*	0,08	0,08	3,41	0,18	*9,23*	1,72	4,50	**4,50**	1,60
*	0,09	0,06	1,60	0,15	10,80	0,19	1,80	0,90	2,40
*	0,07	0,05	1,90	0,15	20,70	0,45	7,65	**1,89**	1,00
*	0,17	0,17	**7,50**	**0,98**	*3,40*	1,02	7,40	**2,89**	1,00
*	0,08	0,18	4,00	0,23	18,90	0,54	3,87	**1,89**	1,00
*	0,16	0,25	2,31	0,11	4,90	0,08	1,00	0,73	1,00
0,10	0,16	0,20	2,17	0,22	*7,00*	0,32	**10,00**	**14,60**	1,00
*	0,05	0,03	2,43	0,13	*8,00*	0,08	0,50	1,56	1,90
*	0,13	0,09	1,82	**1,18**	*16,10*	**2,40**	4,50	0,95	5,00
*	0,05	0,04	5,58	0,13	7,40	0,35	1,00	0,90	2,00
*	0,15	0,10	2,00	**2,10**	18,00	0,86	6,50	**27,00**	**2,00**
*	0,16	0,22	1,60	0,08	*33,00*	0,29	1,90	**8,00**	3,20
*	0,10	0,19	1,45	0,08	*2,65*	0,62	2,34	**144,00**	2,00
*	0,07	0,05	2,60	0,39	10,90	0,15	1,20	**4,08**	0,00
*	0,19	0,37	3,50	0,16	7,13	0,16	3,50	**1,00**	1,23
*	0,01	0,13	3,90	0,12	10,38	0,48	5,95	**1,69**	0,00
*	0,04	0,25	4,30	0,50	2,00	1,00	5,10	**9,70**	0,00
*	0,04	0,06	4,19	0,16	13,24	0,81	4,78	**1,06**	*
*	0,31	0,30	**9,77**	0,31	7,75	0,96	1,06	**1,83**	0,88
*	0,06	0,04	**6,00**	0,48	7,79	0,39	1,62	**1,30**	0,81
*	0,05	0,21	4,92	0,15	5,45	0,68	4,29	**4,61**	1,20
*	0,06	0,18	2,60	0,29	11,63	0,67	3,98	**3,85**	1,00

✳ = keine Daten   – = nur in Spuren enthalten

Lebensmittel 100 g	Energie kcal	Energie kJ	Vitamin A µg	Vitamin D µg	Vitamin E mg
Durchschnittlicher Tagesbedarf[1]			800–1000	5	12
Kabeljaufilet	68	285	32	0,04	0,36
Katfisch (Steinbeißer), geräuchert	124	519	30	3,12	1,82
Kaviar, echt (Russischer)	244	1021	561	5,87	10,00
Kaviarersatz (Deutscher)	114	477	487	5,10	8,70
Krabben in Dosen	92	385	18	0,38	1,20
Lachs in Dosen	165	690	59	11,50	9,05
Makrele, geräuchert	222	929	30	1,31	1,60
Matjeshering	267	1117	43	27,00	1,40
Ölsardinen in Dosen (mit Soße)	302	1264	54	5,71	8,90
Rollmops	73	305	10	9,25	0,32
Rotbarsch, geräuchert	145	607	19	3,39	1,03
Sardellen, gesalzen	99	414	17	17,39	0,44
Schellfisch, geräuchert	93	389	27	0,00	0,34
Schillerlocken	302	1264	240	0,38	0,65
Seelachs in Öl (Lachsersatz)	150	628	8	0,00	8,41
Seelachs, geräuchert	98	410	9	0,00	0,31
Thunfisch in Öl	283	1184	152	4,11	9,05

Fleisch

Geflügel

Ente	227	950	47	0,00	0,56
Gans	342	1431	65	0,00	0,59
Huhn, Brathähnchen	166	695	39	0,00	0,66
Huhn, Brust ohne Haut	102	427	27	0,00	0,30
Huhn, Herz	122	510	9	0,00	1,20
Huhn, Leber	136	569	12800	1,30	0,40
Huhn, Schlegel	173	724	36	0,00	0,10
Puter (Truthahn), ausgewachsen	216	904	13	0,00	2,50
Rebhuhn	246	1029	*	0,00	0,70
Suppenhuhn	258	1079	32	0,00	0,19
Wachtel, Fleisch	110	460	17	0,00	0,60

[1] = Erläuterung → *Was sie über Vitamine wissen sollten*

Vitamin K µg	Vitamin B₁ mg	Vitamin B₂ mg	Niacin mg	Vitamin B₆ mg	Folsäure µg	Pantothen-säure mg	Biotin µg	Vitamin B₁₂ µg	Vitamin C mg
70	1,2	1,6	15	1,6	*300*	6	30	3	75
			–18	–1,8	150		–100		
*	0,05	0,05	**5,06**	0,27	7,94	0,27	5,33	**2,93**	1,69
*	0,28	0,08	**7,95**	0,43	0,69	0,79	2,77	**3,05**	1,73
*	0,10	0,50	**5,73**	0,33	5,00	1,40	13,00	**16,00**	*
*	0,09	0,44	4,99	0,29	4,35	1,22	11,30	**13,91**	*
*	0,08	0,08	2,50	0,35	5,64	0,27	0,76	**0,69**	1,52
*	0,30	0,17	**6,81**	0,45	*13,60*	0,74	9,40	**4,50**	0,00
*	0,14	0,35	**10,00**	0,50	0,70	0,58	1,46	**9,00**	0,00
*	0,03	0,21	**6,09**	0,22	2,43	0,72	5,49	**4,50**	0,24
*	0,02	0,16	4,40	0,16	3,20	0,57	6,40	0,16	0,00
*	0,05	0,14	11,09	0,25	6,20	0,40	3,83	0,09	1,39
*	0,14	0,11	**8,23**	0,47	5,90	0,47	4,35	**4,99**	0,66
*	0,06	0,24	**20,31**	0,44	3,65	0,70	6,09	0,17	0,44
*	0,05	0,10	2,50	0,25	7,77	0,23	1,77	**1,41**	1,32
*	0,05	0,14	**8,28**	0,20	3,00	0,69	1,60	**1,80**	1,00
*	0,07	0,23	4,95	0,31	7,62	0,29	5,33	**3,05**	1,14
*	0,03	0,20	2,00	0,48	6,90	0,53	6,04	**5,52**	1,29
*	0,05	0,06	**10,80**	0,25	*4,60*	0,22	2,10	**1,30**	0,00
*	0,30	0,20	3,50	0,36	23,49	1,67	5,23	0,39	7,00
*	0,12	0,26	**6,40**	0,58	*4,00*	0,71	5,04	0,34	2,97
*	0,08	0,16	**6,80**	0,50	*12,00*	0,96	2,00	0,40	2,50
*	**0,70**	**0,90**	10,50	0,53	4,00	0,80	0,40	0,00	
720,00	**0,43**	**1,24**	6,00	0,36	72,00	2,56	4,00	**4,24**	6,00
80,00	0,32	**2,49**	11,60	**0,80**	*380,00*	7,16	210,00	25,03	28,00
*	0,10	0,24	**5,60**	0,25	*28,00*	0,84	2,00	0,32	0,00
*	0,10	0,18	10,50	0,66	*16,00*	1,10	1,83	0,52	1,63
*	0,10	0,15	**12,70**	**0,15**	8,00	0,90	2,00	**0,80**	6,00
*	0,06	0,17	**8,80**	**0,60**	10,18	1,25	1,79	0,47	2,39
*	0,14	0,18	**9,95**	**0,67**	8,00	0,66	2,00	0,47	7,20

* = keine Daten   – = nur in Spuren enthalten

Lebensmittel 100 g	Energie kcal	Energie kJ	Vitamin A µg	Vitamin D µg	Vitamin E mg
Durchschnittlicher Tagesbedarf[1]			800–1000	5	12
Wildente	145	607	84	0,00	0,70
Hammel- und Lammfleisch					
Filet	112	469	0	0,00	0,43
Keule	234	979	0	0,00	0,50
Hammel- und Lamm- Muskelfleisch	112	469	0	0,00	0,43
Kotelett	348	1456	0	0,00	0,60
Kalbfleisch					
Brust	131	548	*	0,00	0,03
Filet	95	397	*	0,00	0,01
Haxe	100	418	*	0,00	0,03
Kotelett	112	469	*	0,00	0,60
Muskelfleisch (ohne Fett)	92	385	*	0,00	*
Schnitzel	99	414	*	0,00	0,02
Rindfleisch					
Corned beef (deutsch)	141	590	2	0,11	0,13
Filet	121	506	19	0,00	0,48
Hackfleisch	217	908	*	0,00	0,40
Hochrippe (dicke Rippe)	155	649	15	0,20	0,10
Kamm (Hals)	149	623	3	0,00	0,51
Keule	148	619	10	0,00	0,54
Muskelfleisch (ohne Fett)	107	448	20	0,00	0,48
Ochsenschwanz	184	770	*	0,00	0,30
Rindfleisch in Dosen	196	820	22	0,00	0,15
Schabfleisch (Tatar)	113	468	3	0,00	0,15
Schweinefleisch					
Bauch	261	1092	**302**	0,00	0,13
Bug (Schulter)	221	925	9	0,00	0,13
Eisbein (Haxe)	186	778	**302**	0,00	0,13
Filet	106	444	**325**	0,00	0,11
Flomen (Bauchfett)	854	3573	*	0,00	0,20

[1] = Erläuterung → *Was sie über Vitamine wissen sollten*

Vitamin K µg	Vitamin B₁ mg	Vitamin B₂ mg	Niacin mg	Vitamin B₆ mg	Folsäure µg	Pantothensäure mg	Biotin µg	Vitamin B₁₂ µg	Vitamin C mg
70	1,2	1,6	15 –18	1,6 –1,8	*300* 150	6	30 –100	3	75
*	0,35	0,27	**5,95**	**0,53**	8,00	0,70	2,00	0,60	6,00
*	0,18	0,25	**5,80**	0,29	*3,00*	0,68	1,90	**2,86**	0,00
*	0,16	0,22	**5,20**	0,29	*3,00*	0,59	1,33	**3,00**	0,00
*	0,18	0,25	**5,80**	0,30	5,00	0,70	2,00	**3,00**	0,00
*	0,13	0,18	4,30	0,33	4,90	0,68	1,90	**2,86**	0,00
*	0,14	0,24	**6,10**	0,37	4,54	0,83	0,00	**1,82**	1,00
*	0,15	0,30	**6,50**	0,39	4,84	0,87	0,00	**1,94**	1,00
*	0,15	0,23	**5,40**	0,37	4,54	0,83	0,00	**1,82**	*
*	0,14	0,26	**6,50**	0,40	4,54	0,83	0,00	**1,96**	*
*	0,14	0,27	**6,50**	0,40	*5,00*	0,85	0,00	**2,00**	*
*	0,18	0,30	**7,50**	0,37	4,62	0,84	0,00	**1,85**	1,00
*	0,03	0,10	3,10	0,30	7,98	0,56	0,26	**1,61**	0,01
*	0,10	0,13	4,60	0,50	*10,00*	1,00	4,60	**2,00**	0,00
*	0,09	0,15	2,10	0,27	4,00	0,54	0,21	**1,35**	*
*	0,08	0,15	4,30	0,38	16,00	0,58	0,00	**1,00**	*
*	0,09	0,19	**5,20**	0,35	8,69	0,54	2,61	**1,74**	*
*	0,09	0,17	4,50	0,39	9,90	0,59	2,93	**2,20**	*
*	0,23	0,26	**7,50**	0,19	*3,00*	0,60	3,00	**5,00**	0,00
*	0,03	0,29	**8,17**	0,27	7,00	1,00	1,00	**3,00**	*
*	0,02	0,15	4,60	0,34	8,92	0,63	0,30	**1,78**	0,00
*	0,11	0,20	**9,00**	0,40	9,00	0,53	0,30	**5,00**	*
*	**0,81**	0,21	**8,05**	0,45	5,51	0,69	4,45	**2,67**	*
*	**0,89**	0,22	4,50	0,44	5,44	0,69	4,36	0,56	*
*	0,32	0,19	3,30	0,45	5,51	0,69	4,45	**2,67**	*
*	**1,10**	0,31	**6,50**	0,48	5,82	0,70	4,79	**2,87**	*
*	0,07	0,03	1,05	0,03	3,00	0,05	0,00	0,00	*

* = keine Daten   – = nur in Spuren enthalten

Lebensmittel 100 g	Energie kcal	Energie kJ	Vitamin A µg	Vitamin D µg	Vitamin E mg
Durchschnittlicher Tagesbedarf[1]			800 –1000	5	12
Kamm	197	824	**296**	0,00	0,60
Kasseler	151	632	**357**	0,00	0,10
Keule (Hinterschinken)	274	1146	311	0,00	0,12
Kotelett	133	556	9	0,00	0,60
Mett	318	1331	3	0,00	0,30
Muskelfleisch	105	439	6	0,00	0,41
Schnitzel	106	444	311	0,00	0,70
Sonstige Fleischarten					
Hase	113	473	0	0,00	0,50
Hirsch	112	469	6	0,00	0,17
Kaninchen	152	636	0,30	0,00	1,00
Pferd	108	452	21	0,00	0,21
Reh	97	406	2	0,00	0,09
Ziege	149	623	36	0,00	1,00
Innereien					
Hammel und Lamm, Leber	132	552	**9500**	**2,00**	0,46
Kalb, Bries	99	414	0	0,00	0,20
Leber	130	544	**21900**	**0,33**	**0,24**
Lunge	90	377	30	0,00	0,50
Niere	124	519	210	0,50	0,20
Zunge	173	724	0	0,00	1,00
Rind, Leber	128	536	**15300**	**1,70**	0,75
Lunge	99	414	55	0,00	0,50
Niere	113	473	**330**	0,00	0,30
Zunge	207	866	4	0,00	0,26
Schwein, Leber	131	548	**39100**	**1,13**	**0,60**
Lunge	114	477	30	0,00	0,50
Niere	101	423	60	0,00	0,45
Zunge	211	883	*	0,60	0,55

[1] = Erläuterung → *Was sie über Vitamine wissen sollten*, Seite 8

Vitamin K μg	Vitamin B$_1$ mg	Vitamin B$_2$ mg	Niacin mg	Vitamin B$_6$ mg	Folsäure μg	Pantothen- säure mg	Biotin μg	Vitamin B$_{12}$ μg	Vitamin C mg
70	1,2	1,6	15 –18	1,6 –1,8	*300* 150	6	30 –100	3	75
*	**0,92**	0,18	3,90	0,44	5,44	0,65	4,36	0,80	2,00
*	**0,91**	0,24	4,93	0,28	5,97	0,72	2,65	**1,31**	0,10
*	**0,80**	0,19	4,30	0,39	5,63	0,69	4,58	**2,75**	*
*	**0,82**	0,20	4,30	0,55	*1,60*	0,53	5,50	**2,53**	0,00
*	0,11	0,20	**9,20**	0,40	15,00	0,87	3,00	**5,00**	*
*	**0,90**	0,23	**5,00**	0,57	*2,50*	0,70	5,00	**2,04**	2,00
*	**0,80**	0,19	4,30	0,39	*9,10*	0,68	5,10	**1,00**	*
*	0,09	0,06	**8,07**	0,30	*5,00*	0,80	0,94	1,00	*
*	0,35	0,25	**12,97**	**0,80**	7,34	1,13	0,98	**5,67**	*
*	0,11	0,07	**8,60**	0,30	5,00	0,80	1,00	**10,00**	3,00
*	0,11	0,15	4,60	0,50	5,34	0,53	1,07	**3,00**	1,00
*	0,24	0,25	**9,37**	0,28	3,20	0,53	0,90	**4,90**	0,00
*	0,15	0,28	4,90	0,30	5,00	0,50	1,00	**3,00**	0,00
*	0,36	**3,33**	**15,30**	0,37	***280,00***	**7,60**	130	**35,00**	**30,70**
*	0,08	0,17	2,60	0,03	15,00	1,00	3,00	**6,00**	**56,00**
88,50	0,28	**2,61**	**15,00**	0,90	***240,00***	**7,90**	75,00	**60,00**	**35,00**
*	0,11	0,36	4,00	0,07	*11,00*	1,00	5,90	**3,30**	**39,30**
*	0,37	**2,48**	6,47	0,50	*63,00*	**4,00**	80,00	**25,00**	**12,70**
*	0,15	0,29	3,70	0,13	5,00	**2,00**	3,30	**4,00**	2,70
74,50	0,30	**2,88**	**14,70**	0,71	***592,00***	**7,30**	100,00	**65,00**	**30,00**
*	0,09	0,34	4,27	0,07	*11,00*	1,00	5,90	**3,30**	**39,00**
*	0,30	**2,26**	6,17	0,39	***170,00***	**3,85**	58,00	**33,40**	**11,00**
*	0,14	0,29	4,60	0,13	7,00	**2,00**	3,30	**5,00**	0,00
56,00	**0,31**	**3,17**	**15,70**	0,59	***136,00***	**6,80**	27,00	**39,00**	**23,00**
*	0,06	0,21	3,40	0,10	11,00	0,90	6,00	**2,75**	**13,10**
*	0,34	**1,80**	**8,35**	0,55	***93,00***	**3,10**	30,00	**15,00**	**16,00**
*	**0,49**	0,50	5,30	0,35	8,00	**2,00**	3,30	0,80	4,40

* = keine Daten   – = nur in Spuren enthalten

Lebensmittel
100 g

	Energie kcal	Energie kJ	Vitamin A µg	Vitamin D µg	Vitamin E mg
Durchschnittlicher Tagesbedarf[1)]			800 –1000	5	12
Wurstwaren					
Bierschinken	174	728	50	0,00	0,15
Blutwurst (Rotwurst)	309	1292	3	0,03	0,06
Bockwurst	277	1159	48	0,00	0,04
Bratwurst	342	1431	12	0,00	0,30
Cervelatwurst	394	1648	4	0,00	0,26
Fleischkäse (Leberkäse)	297	1243	17	0,00	0,52
Frankfurter Würstchen	269	1125	3	0,00	0,60
Gelbwurst (Hirnwurst)	287	1201	39	0,00	0,18
Jagdwurst	211	883	16	0,00	5,50
Leberkäse (Fleischkäse)	297	1243	17	0,00	0,52
Leberpastete	314	1314	**950**	0,28	0,40
Leberwurst, mager	257	1075	**1700**	0,51	5,58
Mettwurst (Braunschweiger)	390	1632	24	0,00	0,24
Mortadella	345	1443	0	0,00	0,14
Münchner Weißwurst	269	1125	18	0,00	0,20
Rotwurst (Blutwurst)	309	1292	3	0,03	0,06
Salami, deutsche	381	1594	7	0,00	0,78
Schinken, gesalzen, gekocht	125	523	27	0,00	0,33
Schinken, gesalzen, geräuchert	383	1602	*	0,00	0,10
Wiener Würstchen	304	1272	7	0,00	0,17
Schnellimbißgerichte					
Cheeseburger	276	1155	42	0,12	1,05
Frikadelle	169	707	104	0,13	0,54
Hamburger	255	1067	33	0,07	0,87
Pizza	103	431	21	0,03	0,40

[1)] = Erläuterung → *Was sie über Vitamine wissen sollten*

Vitamin K µg	Vitamin B$_1$ mg	Vitamin B$_2$ mg	Niacin mg	Vitamin B$_6$ mg	Folsäure µg	Pantothensäure mg	Biotin µg	Vitamin B$_{12}$ µg	Vitamin C mg
70	1,2	1,6	15	1,6	*300*	6	30	3	75
			–18	–1,8	150		–100		
*	0,31	0,18	3,80	0,39	6,84	0,91	3,05	2,02	0,00
*	0,07	0,13	1,20	0,07	1,51	0,19	1,11	0,64	0,30
*	0,23	0,06	2,73	0,12	2,13	0,26	0,92	0,58	37,24
*	0,28	0,22	3,20	0,25	10,52	0,54	1,43	1,01	1,64
*	0,10	0,20	4,00	0,40	8,65	0,84	1,72	1,91	0,00
*	0,05	0,15	2,40	0,22	4,70	0,51	2,28	1,17	71,04
*	0,18	0,19	2,30	0,14	6,25	0,43	3,23	2,01	0,00
*	0,60	0,12	2,32	0,29	4,85	0,62	2,15	1,38	0,11
*	0,11	0,12	4,20	0,23	5,77	0,35	1,72	1,13	**198,17**
*	0,05	0,15	2,40	0,22	4,70	0,51	2,28	1,17	71,04
*	0,03	0,60	3,30	0,16	*60,00*	1,20	7,38	3,20	2,00
*	0,15	1,10	4,50	0,42	103,55	2,68	31,50	**21,89**	7,67
*	0,20	0,15	0,25	0,38	6,77	0,89	2,66	1,75	*
*	0,10	0,15	3,10	0,22	4,65	0,50	1,24	1,07	0,00
*	0,04	0,13	2,38	0,33	7,36	0,63	0,49	1,55	2,21
*	0,07	0,13	1,20	0,07	1,51	0,19	1,11	0,64	0,30
*	0,18	0,20	2,60	0,53	9,35	1,26	3,78	1,40	*
*	0,61	0,21	3,70	0,36	*5,10*	0,58	2,00	0,59	0,00
*	0,55	0,20	3,50	0,40	2,00	0,45	2,00	0,10	0,00
*	0,10	0,12	3,10	0,24	5,18	0,51	1,20	1,19	*
*	**0,33**	0,15	**4,56**	0,20	**30,39**	0,54	5,16	0,78	1,48
*	0,12	0,12	**4,67**	0,15	7,23	0,28	3,06	**1,20**	0,52
*	**0,41**	0,14	**4,88**	0,22	22,76	0,59	4,29	**0,90**	1,10
*	0,04	0,04	1,08	0,04	12,96	0,13	0,88	0,16	4,36

* = keine Daten   – = nur in Spuren enthalten

Lebensmittel 100 g	Energie kcal	Energie kJ	Vitamin A µg	Vitamin D µg	Vitamin E mg
Durchschnittlicher Tagesbedarf[1]			800 –1000	5	12
Suppen					
Brühe, gekörnt	193	808	*	0,00	0,10
Fischsuppe	40	167	173	0,01	0,19
Gemüsesuppen	64	268	60	0,09	0,37
Leberknödelsuppe	46	192	**759**	0,22	0,19
Spargelsuppe	51	213	18	0,05	0,39
Tomatencremesuppe	24	100	41	0,01	0,24
Zwiebelsuppe	22	92	9	0,01	0,06
Fertigsalate					
Bauernsalat, griechischer	161	674	109	0,15	**3,61**
Bohnensalat, gegart, grün, mit Öl	62	259	63	0,00	1,38
Fischsalat mit Mayonnaise	135	565	30	0,00	0,85
Kartoffelsalat	101	423	4	0,00	0,74
Krabben-Cocktail	100	418	43	0,06	0,98
Möhrensalat, gegart, mit Öl	91	381	**1577**	0,00	**3,50**
Nudelsalat	145	607	26	0,01	1,14
Obstsalat	113	473	16	0,00	0,37
Rote-Bete-Salat, gegart, mit Dressing	114	477	14	0,00	**3,75**
Salat, gemischt	80	335	35	0,00	1,52
Tomaten-Gurken-Salat mit Dressing	41	172	70	0,00	1,52
Waldorfsalat mit Mayonnaise	121	506	31	0,08	2,71
Gewürze					
Essig	16	67	1	0,00	*
Ingwer	61	255	*	*	*
Knoblauch, roh	139	582	*	0,00	0,01
Meerrettich, roh	63	264	3	0,00	0,10
Petersilienblatt, roh	50	209	902	0,00	3,70
Schnittlauch, roh	27	113	50	0,00	1,60
Senf	102	427	*	0,00	*
Tomatenketchup	109	456	100	0,00	0,40

[1] = Erläuterung → *Was sie über Vitamine wissen sollten*

Vitamin K μg	Vitamin B₁ mg	Vitamin B₂ mg	Niacin mg	Vitamin B₆ mg	Folsäure μg	Pantothen-säure mg	Biotin μg	Vitamin B₁₂ μg	Vitamin C mg
70	1,2	1,6	15 –18	1,6 –1,8	*300* 150	6	30 –100	3	75
*	0,20	0,24	**4,37**	*	0,00	*	0,00	0,00	*
*	0,02	0,06	1,32	0,09	3,21	0,10	1,64	0,68	1,79
*	0,01	0,03	0,38	0,03	4,57	0,11	0,93	0,07	2,81
*	0,02	0,17	1,15	0,04	19,38	0,41	6,79	**4,09**	2,08
*	0,01	0,04	0,53	0,02	5,16	0,10	0,68	0,07	0,69
*	0,01	0,01	0,25	0,02	5,90	0,07	0,54	0,00	3,98
*	0,01	0,01	0,13	0,02	1,40	0,02	0,21	0,00	1,17
*	0,04	0,15	1,33	0,11	**26,66**	0,40	1,94	0,50	23,15
*	0,06	0,09	0,98	0,16	**24,71**	0,24	2,62	0,00	11,12
*	0,07	0,15	3,09	0,20	21,03	0,27	5,35	**1,67**	4,72
*	0,10	0,07	2,09	0,12	8,37	0,23	0,20	0,00	10,25
*	0,07	0,13	1,53	0,06	17,66	0,43	2,83	**15,69**	**8,93**
*	0,06	0,04	0,65	0,09	6,88	0,23	3,44	0,00	6,02
*	0,09	0,05	1,30	0,10	**27,15**	0,22	2,48	0,08	4,67
*	0,05	0,04	0,44	0,08	13,17	0,16	1,60	0,00	19,26
*	0,02	0,04	0,38	0,04	76,51	0,11	0,00	0,00	10,12
*	0,07	0,05	0,99	0,13	16,15	0,26	0,73	0,03	12,06
*	0,04	0,05	0,55	0,07	**26,62**	0,28	1,90	0,04	14,98
*	0,04	0,07	0,71	0,10	10,46	0,23	1,18	0,13	8,27
*	*	*	0,02	*	0,00	*	0,00	0,00	*
*	*	*	*	*	*	*	*	*	4,00
*	0,20	0,08	0,60	0,20	20,00	0,15	1,50	0,00	14,00
*	0,14	0,11	0,60	0,18	26,00	0,20	1,50	0,00	114,00
620,00	0,14	0,30	1,35	0,20	*149,00*	0,30	0,40	0,00	166,00
380,00	0,14	0,15	0,60	0,42	22,00	0,18	1,30	0,00	47,00
*	0,30	0,20	5,00	0,07	8,00	0,50	5,00	0,00	3,00
*	0,07	0,06	1,07	0,13	5,00	0,30	7,80	0,00	12,00

✻ = keine Daten   – = nur in Spuren enthalten

Lebensmittel 100 g	Energie kcal	Energie kJ	Vitamin A µg	Vitamin D µg	Vitamin E mg
Durchschnittlicher Tagesbedarf[1]			800 –1000	5	12
Alkoholfreie Getränke					
Bier, alkoholfrei	25	105	*	0,00	*
Bohnenkaffee	0	0	*	*	*
Cola	57	238	0	0,00	*
Fruchtsirup	291	1218	7	0,00	0,19
Kakaopulver-Getränk	390	1623	0	0,00	0,10
Kräutertee, Getränk allgemein	3	13	*	0,00	*
Limonade	49	205	*	0,00	*
Malzbier, Malztrunk	50	209	*	0,00	*
Mineralwasser	0	0	*	0,00	*
Tee, Getränk	0	0	*	*	*
Fruchtsaftgetränke					
Ananas-Fruchtnektar	83	347	4	0,00	0,08
Aprikosen-Fruchtnektar	60	251	105	0,00	0,30
Bananennektar	80	335	8	0,00	0,14
Birnennektar	55	230	2	0,00	0,30
Brombeer-Fruchtnektar	70	293	8	0,00	0,28
Grapefruit-Fruchtnektar	72	301	3	0,00	0,28
Himbeer-Fruchtnektar	59	247	4	0,00	0,28
Kirschnektar, süß	73	305	5	0,00	0,07
Mango-Fruchtnektar	83	347	127	0,00	0,59
Säfte					
Acerola	22	92	39	0,00	0,76
Ananas, ungesüßt	50	234	8	0,00	0,17
Apfelsaft, Handelsware	48	201	8	0,00	0,88
Apfelsine, frisch gepreßt	45	188	12	0,00	0,38
Apfelsinensaft, ungesüßt	45	188	1,30	0,00	0,16
Granatapfel, roh, frisch	47	197	0	0,00	0,25
Grapefruit	36	152	1	0,00	0,27
Holunderbeeren	38	159	*	*	*

[1] = Erläuterung → Was sie über Vitamine wissen sollten

Vitamin K µg	Vitamin B$_1$ mg	Vitamin B$_2$ mg	Niacin mg	Vitamin B$_6$ mg	Folsäure µg	Pantothen-säure mg	Biotin µg	Vitamin B$_{12}$ µg	Vitamin C mg
70	1,2	1,6	15	1,6	*300*	6	30	3	75
			–18	–1,8	150		–100		
*	0,01	0,02	**0,61**	0,03	15,00	0,08	0,70	0,00	*
*	*	*	*	*	*	*	*	*	*
*	*	*	*	*	0,00	*	0,00	0,00	*
*	0,01	0,01	0,10	0,01	3,09	0,01	0,07	0,00	1,23
*	0,02	0,09	1,28	0,01	4,00	0,20	3,00	0,00	0,00
*	*	0,01	0,08	–	0,48	0,01	0,00	0,00	*
*	*	*	*	*	0,00	*	0,00	0,00	*
*	0,01	0,04	0,37	0,03	4,50	0,09	0,50	0,00	*
0,00	*	*	*	*	0,00	*	0,00	0,00	*
*	*	*	*	*	*	*	*	*	*
*	0,01	–	0,12	0,01	6,02	0,01	0,02	0,00	1,88
*	0,01	0,01	0,20	0,01	1,77	0,01	0,04	0,00	3,00
*	–	–	0,15	0,04	7,21	0,01	0,14	0,00	0,62
*	0,01	0,02	0,10	–	6,10	–	0,01	0,00	0,43
*	–	–	0,17	0,01	4,90	0,01	0,01	0,00	1,26
*	0,03	0,02	0,29	0,01	*8,80*	0,02	0,05	0,00	**21,07**
*	–	–	0,17	0,01	6,44	0,01	0,07	0,00	1,73
*	0,01	–	0,08	0,01	2,37	0,01	0,01	0,00	0,68
*	0,01	–	0,18	0,02	15,83	0,01	0,08	0,00	2,75
*	0,02	0,06	0,40	0,01	12,28	0,12	0,16	0,00	**1000,00**
*	0,05	0,02	0,20	0,05	14,72	0,10	0,13	0,00	9,00
0,10	0,02	0,03	0,30	0,10	*3,10*	0,06	1,00	0,00	1,40
*	0,10	0,03	0,29	0,05	*41,00*	0,23	1,40	0,00	**50,95**
*	0,08	0,02	0,25	0,13	*24,00*	*0,16*	*0,80*	*0,00*	**44,00**
*	0,02	0,03	0,20	0,05	6,96	0,12	0,39	0,00	2,00
*	0,04	0,02	0,20	0,01	*1,00*	0,16	0,53	0,00	**43,00**
*	0,03	0,06	**0,43**	0,09	*6,00*	0,21	0,70	*	**26,00**

＊= keine Daten   – = nur in Spuren enthalten

Lebensmittel 100 g	Energie kcal	Energie kJ	Vitamin A µg	Vitamin D µg	Vitamin E mg
Durchschnittlicher Tagesbedarf[1]			800 –1000	5	12
Mandarinensaft, ungesüßt	44	184	42	0,00	0,26
Passionsfrucht	57	238	45	0,00	0,33
Pfirsich	94	393	89	0,00	1,13
Sanddornbeeren	40	167	*	*	*
Sauerkirschen	55	230	44	0,00	0,26
Weintrauben	69	289	*	*	*
Zitrone	27	113	2	0,00	0,72
Gemüsesäfte					
Spinat	8	33	**2193**	0,00	**8,84**
Brennessel	12	50	159	0,00	0,32
Tomaten	17	71	90	0,00	0,37
Rote Rübe (Rote Bete)	37	155	3	0,00	0,08

Alkoholische Getränke

Bier, hell	39	163	*	0,00	*
Diät-Vollbier (5°)	33	138	*	*	*
Apfelwein (5°)	45	188	*	0,00	*
Fruchtdessertwein (13°–14°)	127	531	*	0,00	*
Fruchtwein (8°–10°)	74	310	*	0,00	*
Wein, rot (10°–12°)	74	310	*	0,00	*
Wein, weiß (10°–12°)	70	293	*	0,00	*
Sekt (11°–12°)	84	351	*	0,00	*
Liköre (30°)	166	695	9	0,07	0,05
Sherry	127	531	*	0,00	*
Weinbrand	240	1004	*	0,00	*
Whisky (43°)	247	1033	*	0,00	*

Süßwaren, Süßspeisen

Süße Brotaufstriche					
Apfelmarmelade	318	1331	4	0,00	0,20
Apfelmus, ungezuckert	79	331	6	0,00	0,34
Apfelsinenkonfitüre	258	1079	3	0,00	0,19

[1] = Erläuterung → *Was sie über Vitamine wissen sollten*

Vitamin K μg	Vitamin B₁ mg	Vitamin B₂ mg	Niacin mg	Vitamin B₆ mg	Folsäure μg	Pantothen-säure mg	Biotin μg	Vitamin B₁₂ μg	Vitamin C mg
70	1,2	1,6	15	1,6	300	6	30	3	75
			–18	–1,8	150		–100		
*	0,06	0,02	0,10	0,01	4,36	0,01	0,03	0,00	**22,00**
*	0,02	0,11	**2,00**	0,12	13,46	0,03	0,66	0,00	**30,00**
*	0,02	0,03	**0,77**	0,02	5,01	0,05	0,49	0,00	4,64
*	*	*	*	*	*	*	*	*	**266**
*	0,03	0,02	**0,29**	0,03	10,53	0,06	0,10	0,00	4,87
*	0,04	0,02	0,20	0,02	*	0,05	1,20	*	1,00
*	0,04	0,01	0,10	0,05	*0,90*	0,10	0,30	0,00	**53,00**
*	0,01	0,08	0,20	0,37	**106,10**	0,38	**11,73**	0,00	**29,00**
*	0,08	0,06	**0,87**	0,06	11,94	0,12	0,20	0,00	**69,65**
4,00	0,06	0,03	0,72	0,11	*13,00*	0,20	2,50	0,00	**14,80**
*	0,02	0,05	**0,59**	0,05	**67,68**	0,09	0,00	0,00	2,90
*	0,00	0,03	**0,88**	0,05	2,67	0,08	0,50	0,14	0,00
*	*	0,03	**0,71**	*	*	*	*	*	0,00
*	*	*	0,01	0,01	0,20	0,04	0,60	0,00	*
*	–	0,02	0,10	0,01	0,10	0,04	0,60	0,00	*
*	*	0,03	0,01	0,01	0,20	0,04	0,60	0,00	*
*	–	0,02	0,10	0,02	*0,20*	0,02	1,40	0,00	1,80
*	–	0,01	0,10	0,02	7,00	0,02	0,50	0,00	*
*	*	0,01	0,07	0,02	0,10	0,03	0,50	0,00	*
*		0,01	0,08	–	2,14	0,06	0,09	0,04	*
*	*	0,01	0,08	0,01	0,10	0,04	0,60	0,00	*
*	*	*	*	*	0,00	*	0,00	0,00	*
*	*	*	*	*	0,00	*	0,00	0,00	*
*	0,02	0,01	0,12	0,02	4,54	0,04	0,24	0,00	2,52
*	0,01	0,02	0,12	0,03	*4,00*	0,07	0,41	0,00	2,00
*	0,06	0,03	0,35	0,03	28,14	0,09	0,51	0,00	4,00

* = keine Daten   – = nur in Spuren enthalten

Lebensmittel
100 g

	Energie kcal	Energie kJ	Vitamin A µg	Vitamin D µg	Vitamin E mg
Durchschnittlicher Tagesbedarf[1]			800 –1000	5	12
Aprikosenkonfitüre	248	1038	255	0,00	0,50
Brombeerkonfitüre	259	1084	25	0,00	0,46
Erdbeerkonfitüre	256	1071	9	0,00	0,32
Heidelbeerkonfitüre	257	1075	11	0,00	0,27
Pflaumenmus	202	845	57	0,00	1,44
Quittenkonfitüre	236	987	3	0,00	0,24
Sauerkirschmarmelade	318	1331	44	0,00	0,16
Süßwaren					
Bienenhonig im Durchschnitt	302	1264	*	0,00	*
Feigen, kandiert	296	1238	3	0,00	0,18
Gummibärchen, 1 Stück, 1,6 g	5	21	*	0,00	*
Kakaopulver, fettarm	272	1138	1	0,00	0,90
Kaugummi, 1 Stück, 3,3 g	10	42	*	0,00	*
Lakritze	390	1632	*	0,00	0,16
Marzipan	486	2033	*	0,00	8,13
Nougat	500	2092	31	0,00	8,40
Schokolade, halbbitter	507	2121	1	0,00	2,00
Vollmilchschokolade	537	2247	53	0,16	1,90
Vollmilchschokolade mit Haselnüssen	556	2326	49	0,06	7,00
Zucker, weiß	399	1669	*	0,00	*
Süßspeisen					
Grießbrei	78	326	11	0,04	0,14
Fruchtquark, 20% Fett i.Tr.	124	519	74	0,16	0,10
Mousse au chocolat	348	1456	89	0,84	0,84
Pudding mit Sahne	138	577	46	0,26	0,21
Speiseeis					
Eis (Fruchteis)	138	577	28	0,03	0,17
Eis (Milchspeiseeis)	205	858	130	0,07	0,11
Eis mit Sahne und Früchten	148	619	91	0,25	0,35

[1] = Erläuterung → Was sie über Vitamine wissen sollten

Vitamin K µg	Vitamin B₁ mg	Vitamin B₂ mg	Niacin mg	Vitamin B₆ mg	Folsäure µg	Pantothensäure mg	Biotin µg	Vitamin B₁₂ µg	Vitamin C mg
70	1,2	1,6	15	1,6	*300*	6	30	3	75
			–18	–1,8	150		–100		
*	0,01	0,01	0,55	0,04	3,60	0,12	0,40	0,00	1,10
*	0,01	0,02	0,40	0,03	9,95	0,09	0,15	0,00	0,40
*	0,01	0,01	0,30	0,05	20,86	0,17	1,74	0,00	5,78
*	0,01	0,01	0,15	0,02	2,92	0,04	0,24	0,00	8,00
*	0,02	0,03	0,50	0,05	4,87	0,50	0,22	0,00	4,51
*	0,01	0,01	0,19	0,02	4,32	0,02	0,03	0,00	3,90
*	0,03	0,03	0,24	0,03	7,00	0,09	0,15	0,00	5,83
25,00	–	0,05	0,13	0,16	0,00	0,07	0,04	0,00	2,40
*	0,04	0,03	0,23	0,04	2,45	0,21	1,75	0,00	0,88
*	*	*	0,17	*	0,00	*	0,00	0,00	*
*	0,40	0,40	3,00	0,10	*38,00*	1,00	4,00	0,00	0,00
*	*	*	*	*	0,00	*	0,00	0,00	*
*	0,04	0,02	1,33	0,06	4,00	0,08	0,40	0,00	1,30
*	0,10	0,45	1,38	0,06	31,20	0,35	0,00	0,00	2,00
*	0,23	0,12	0,40	0,69	24,26	0,41	11,80	0,00	1,00
*	0,08	0,08	0,70	0,02	8,55	0,30	4,20	0,00	*
*	0,11	0,37	0,46	0,11	*10,00*	0,90	3,00	0,42	–
*	0,15	0,32	0,60	0,12	16,40	0,89	8,42	0,90	1,00
*	*	*	0,00	*	0,00	0,00	0,00	0,00	*
*	0,01	0,05	0,42	0,02	2,92	0,12	1,15	0,10	0,82
*	0,03	0,28	0,10	0,03	7,23	0,41	5,49	**2,00**	1,83
*	0,06	0,21	**1,89**	0,07	25,14	0,75	**10,46**	**0,77**	0,66
*	0,03	0,18	**1,12**	0,04	11,65	0,40	5,47	0,41	0,49
*	0,02	0,06	0,39	0,03	4,79	0,14	1,14	0,11	14,16
*	0,04	0,25	0,10	0,05	6,64	0,42	4,23	0,43	1,93
*	0,03	0,09	0,54	0,03	6,33	0,21	2,02	0,20	4,84

*= keine Daten   – = nur in Spuren enthalten

Multivitaminpräparate

Diese Liste soll Ihnen eine Vergleichsmöglichkeit unter den vielen angebotenen Multivitaminpräparaten bieten, die als Nahrungsergänzungsmittel verkauft werden. Die Daten beziehen sich immer auf die vom Hersteller empfohlene Tagesdosis. Direkt hinter der absoluten Vitaminmenge steht jeweils, wieviel Prozent des Tagesbedarfs damit gedeckt werden (bezogen auf jeweils niedrigste Empfehlung). Suchen Sie sich mit diesen Angaben ein Präparat heraus, daß optimal für Ihre Bedürfnisse geeignet ist (siehe dazu auch S. 6–48).

Natürlich ist es besser, sich so ausgewogen und gut zu ernähren, daß solche Präparate überflüssig sind. Leider gelingt es immer weniger Menschen. Gerade Frauen, die keinen Sport treiben, fällt es bei ihrem niedrigen Energiebedarf von nicht mehr als 2000 kcal am Tag schwer, alle notwendigen Stoffe ausreichend zuzuführen. In den westlichen Industriestaaten sind viele Menschen nur gerade eben mit Vitaminen, Mineralien und Spurenelementen versorgt. Streß, Umweltschadstoffe, Nikotin, die Anti-Baby-Pille oder andere Medikamente sorgen dafür, daß

Präparate	Empf. Tagesdosis[1]	Beta-Carotin 2 mg[2]		Vitamin E 12 mg[2]		Vitamin B_1 1,1-1,3 mg[2]		Vitamin B_2 1,5-1,7 mg[2]		Niacin 15-18 mg[2]	
		mg	%	mg	%	mg	%	mg	%	mg	%
ACE Vitamin-Spender EDEN BLEIB GESUND	100 ml	4,8	240	10	83	–	–	–	–	–	–
Aslan	2	6	300	40	333	1,2	92	1,6	94	14	78
B-Komplex Vitamin; Biolabor	1	–	–	–	–	1,4	108	1,6	94	18	100
Bierhefe Dragees; Biolabor	12	–	–	–	–	0,71	55	0,34	20	2,1	12

Erklärungen: [1] wenn nicht anders angegeben: Anzahl der Tabletten/Kapseln   [2] von der DGE empfohlene Tagesdosis

MULTIVITAMINPRÄPARATE-TABELLE

ein lange geschwächtes Immunsystem diesen Belastungen kaum noch standhält.

Andererseits sollte bei Vitaminpräparaten niemand glauben: "Viel hilft viel!". Unser Körper ist ein äußerst komplexes Gebilde, in dem die verschiedensten Substanzen miteinander wirken. Dabei kommt es vor allem auf die harmonischen Mengenverhältnisse zueinander an. Deshalb möchte ich an dieser Stelle vor der US-amerikanischen Mode der Megadosen warnen. Gerade bei den Antioxidantien (Beta-Carotin, Vitamin E und C) könnte eine unregelmäßig überhöhte Einnahme nicht den gewünschten Effekt der Immunstärkung haben, sondern ganz im Gegenteil die Abwehrkraft sogar schwächen.

Deshalb versuchen Sie Ihren Vitaminbedarf vorwiegend aus der Nahrung zu decken. Wenn Sie auf Präparate zurückgreifen, halten Sie sich bitte an die Einnahmeempfehlungen. Optimal sind Produkte, die in ihrer Zusammensetzung der unserer Nahrungsmittel am nächsten kommen. Einzelne Vitamine sind weniger empfehlenswert, da so keine Ausgewogenheit im Körper gegeben ist.

Vitamin B_6		Folsäure		Pantothensäure		Biotin		Vitamin C		Bemerkungen
1,6–1,8 mg^2		150 μg^2		6 mg^2		30–100 μg^2		75 mg^2		
mg	%	µg	%	mg	%	µg	%	mg	%	
–	–	–	–	–	–	–	–	60	80	
2	111	380	127	6	100	200	200	60	80	mit Vitamin B_{12}
2	111	200	133	6,66	111	150	150	–	–	mit Vitamin B_{12}
0,13	7	6	4	0,2	3	4	4	–	–	mit Vitamin B_{12} und vielen Mineralstoffen

– = nicht enthalten

Präparate	Empf. Tagesdosis[1]	Beta-Carotin 2 mg[2]		Vitamin E 12 mg[2]		Vitamin B$_1$ 1,1-1,3 mg[2]		Vitamin B$_2$ 1,5-1,7 mg[2]		Niacin 15-18 mg[2]	
		mg	%	mg	%	mg	%	mg	%	mg	%
Bierhefe Tabletten + ACE; Biolabor	15	6,9	345	12	100	0,9	69	0,2	12	2,6	14
Carotin*C*E; Abtei	1	9	450	20,13	168	–	–	–	–	–	–
Carotin; Biolabor	1	6	300	12	100	–	–	–	–	–	–
Completovit	2	–	–	10	83	1,4	108	1,6	94	18	100
Complen 3x11	3	6	300	12	100	0,37	28	0,50	29	5	28
delial Sensitive Calcium Plus Brausetabletten	1	6	300	12	100	–	–	–	–	–	–
delial Vitamin-kapseln	1	14	700	25	208	–	–	–	–	–	–
Dr. Ritter Haut-Vitamin-Kapseln	1	4	200	12	100	–	–	2	118	9	50
Dr. Ritter Multi-Vitamin-Kapseln	3	1,8	90	12	100	1,8	138	2,1	124	18	100
Dr. Ritter Vital-Kapseln	1-2	–	–	7,5	63	1	77	1	59	–	–
Dr. Ritter Zellschutz-Kapseln m. Selen	1	12	600	36	300	–	–	–	–	–	–
Ecerola protect; Dr. Grandel	1	1,2	60	34	283	–	–	–	–	–	–
Evitaplus	1	18	900	36	300	–	–	–	–	–	–
Frubiase Vitamineral	1	–	–	10	83	1,4	108	1,6	94	18	100
H.E.L.P.P. Antioxidans Suppletten	1-2	4,8	240	36	300	–	–	–	–	–	–

Erklärungen: [1] wenn nicht anders angegeben: Anzahl der Tabletten/Kapseln   [2] von der DGE empfohlene Tagesdosis

Vitamin B$_6$ 1,6-1,8 mg^2		Folsäure 150 µg^2		Pantothen-säure 6 mg^2		Biotin 30-100 µg^2		Vitamin C 75 mg^2		Bemerkungen
mg	%	µg	%	mg	%	µg	%	mg	%	
0,2	11	170	113	0,2	3	5,6	6	75	100	mit Vitamin B$_{12}$ und vielen Mineralien, auch ohne Vitamine A,C,E erhältlich
–	–	–	–	–	–	–	–	110	147	
–	–	–	–	–	–	50	50	–	–	mit Vitamin B$_{12}$
2,0	111	200	133	6	100	150	150	60	80	
0,53	29	50	33	2	33	10	10	75	100	mit Vitamin B$_{12}$, 11 Mineral- und 11 Naturstoffen
–	–	–	–	–	–	–	–	75	100	
–	–	–	–	–	–	–	–	150	200	
1,8	100	–	–	10	167	–	–	–	–	
1,8	100	–	–	9	150	–	–	75	100	mit Selen
1	56	100	67	–	–	–	–	37,5	50	mit Vitamin B$_{12}$, und mehreren Mineralien
–	–	–	–	–	–	–	–	80	107	mit Selen
–	–	–	–	–	–	–	–	200	267	
–	–	–	–	–	–	–	–	225	300	mit Selenhefe
2	111	200	133	6	100	150	150	60	80	mit Vitamin B$_{12}$, Kalzium und Magnesium
–	–	–	–	–	–	–	–	–		mit Selen

– = nicht enthalten

Präparate	Empf. Tagesdosis[1]	Beta-Carotin 2 mg[2]		Vitamin E 12 mg[2]		Vitamin B$_1$ 1,1-1,3 mg[2]		Vitamin B$_2$ 1,5-1,7 mg[2]		Niacin 15-18 mg[2]	
		mg	%	mg	%	mg	%	mg	%	mg	%
Haar & Nagelvitratiopharm	3	1,8	90	11,55	96	1,35	104	1,62	95	–	–
Hermes Multivit	1-3	–	–	12	100	1,6	123	1,8	106	20	111
Multi-Vitamin-Mineral; Abtei	2	–	–	20	167	3	231	4,00	235	30	167
Multi-Vitamin; Biolabor	1	–	–	12	100	1,4	108	1,7	100	18	100
Multibionta Multivitamin-Saft	47ml	–	–	12	100	1,3	100	1,7	100	18	100
Multibionta plus C Brausetabletten	1	–	–	12	100	1,3	100	1,7	100	18	100
Multivitamin Woelm Brausetabletten	1	–	–	12	100	2	154	2	118	15	83
Multivitamin; Krüger	1	–	–	12	100	1,5	115	–	–	15	83
Omnival Multivitamin Brausetabletten	1	–	–	12	100	1,3	100	1,7	100	18	100
Omnival Multivitamin Lutschtabletten	2	–	–	12	100	1,3	100	1,7	100	18	100
Plusform Brausetabletten; Bad Heilbrunner	1-2	–	–	4	33	0,50	38	0,93	55	5	28
Plusform Carotin–C–E Kapseln	1	9	450	36	300	–	–	–	–	–	–
Plusform Vitamin B Komplex Kapseln; Bad Heilbrunner	1-2	–	–	–	–	2	154	2	118	10	56

Erklärungen: [1] wenn nicht anders angegeben: Anzahl der Tabletten/Kapseln   [2] von der DGE empfohlene Tagesdosis

Vitamin B$_6$		Folsäure		Pantothen-säure		Biotin		Vitamin C		Bemerkungen
1,6-1,8 mg^2		150 µg^2		6 mg^2		30-100 µg^2		75 mg^2		
mg	%	µg	%	mg	%	µg	%	mg	%	
1,8	100	–	–	7,5	125	150	150	60	80	mit Vitamin B$_{12}$, Kalzium und Magnesium
2,1	117	160	107	6,5	108	30	30	75	100	mit Vitamin B$_{12}$
3,6	200	800	533	–	–	20	20	150	200	mit Vitamin B$_{12}$ mit Vitamin D
1,8	100	160	107	8	133	–	–	75	100	mit Vitamin B$_{12}$
1,8	100	160	107	8	133	125	125	75	100	mit Vitamin B$_{12}$ und Calcium
1,8	100	150	100	8	133	30	30	300	400	mit Vitamin B$_{12}$
2	111	–	–	10	167	12	12	75	100	mit Vitamin B$_{12}$, auch mit Folsäure, Ca, K, Fe erhältlich
1,7	94	–	–	10	167	5	5	75	100	
1,8	100	150	100	6	100	100	100	75	100	mit Vitamin B$_{12}$, Kalzium und Magnesium
1,8	100	150	100	6	100	100	100	75	100	mit Vitamin B$_{12}$, Kalzium und Magnesium
0,57	32	–	–	3,4	57	–	–	25	33	mit verschiedenen Mineralstoff-Kombinationen
–	–	–	–	–	–	50	50	100	133	
2,2	122	400	266	7,5	125	–	–	–	–	mit Vitamin B12 und Bierhefe

– = nicht enthalten

Präparate	Empf. Tagesdosis[1]	Beta-Carotin 2 mg[2]		Vitamin E 12 mg[2]		Vitamin B_1 1,1-1,3 mg[2]		Vitamin B_2 1,5-1,7 mg[2]		Niacin 15-18 mg[2]	
		mg	%	mg	%	mg	%	mg	%	mg	%
Protecton zellaktiv	2	30	1500	72	600	–	–	9	529	90	500
Rabenhorst Spezial Multivitamin + Mineral	20 ml	6	300	10	83	1,4	108	1,6	94	18	100
Rabenhorst Spezial Pro A,C,E	20 ml	6	300	10	83	–	–	–	–	–	–
Sirmia azuro	2	15	750	36	300	2,0	154	2	118	20	111
Sirmia Selenium Carotin CE	1	5	250	18	150	–	–	2,5	147	–	–
Summavit; Jenapharm	1	–	–	1,5	13	1,5	115	1,5	88	15	83
Symbion ACE Vitamine	1	6	300	36	300	1,3	100	1,7	100	18	100
taxofit Beta Carotin + Selen + Vitamin E + Vitamin C Brausetabletten	1	7,5	375	36	300	–	–	–	–	–	–
taxofit Folsäure + Vitamin B_6 und B_{12}	1	–	–	–	–	–	–	–	–	–	–
tetefit Für Sie-activ Brausetabletten	1	–	–	12	100	1,72	132	2,25	132	22,5	125
tetefit Senior-activ Brausetabletten	1	–	–	12	100	2,40	185	3,2	188	33	183
tetefit Slimletten Schlankheitskonzept	9-12	9	450	18	150	1,8	138	2,43	143	24,75	138

Erklärungen: [1] wenn nicht anders angegeben: Anzahl der Tabletten/Kapseln   [2] von der DGE empfohlene Tagesdosis

Vitamin B$_6$		Folsäure		Pantothen-säure		Biotin		Vitamin C		Bemerkungen
1,6-1,8 mg^2		150 µg^2		6 mg^2		30-100 µg^2		75 mg^2		
mg	%	µg	%	mg	%	µg	%	mg	%	
–	–	–	–	–	–	–	–	400	533	
2	111	200	133	6	100	150	150	60	80	mit Vitamin B$_{12}$, Kalzium und Magnesium
–	–	–	–	–	–	–	–	80	107	
2	111	200	133	8	133	100	100	220	293	mit Vitamin B$_{12}$
–	–	–	–	–	–	–	–	80	107	mit Selen
2	111	–	–	5	83	–	–	50	67	mit Vitamin A, B$_{12}$ und D
1,8	100	150	100	8	133	30	30	200	267	mit Vitamin B$_{12}$
–	–	–	–	–	–	–	–	100	133	mit Hefe
2,7	150	225	150	–	–	–	–	–	–	mit Vitamin B$_{12}$
2,4	133	240	160	12	200	150	150	112,5	150	mit Vitamin B$_{12}$ und Eisen
3,4	189	320	213	16	267	200	200	150	200	mit Vitamin B$_{12}$ und mehreren Mineralien
2,52	140	225	150	9	150	135	135	56,25	75	mit Vitamin B$_{12}$ und Ballaststoffen

– = nicht enthalten

Präparate	Empf. Tagesdosis[1]	Beta-Carotin 2 mg[2]		Vitamin E 12 mg[2]		Vitamin B_1 1,1-1,3 mg[2]		Vitamin B_2 1,5-1,7 mg[2]		Niacin 15-18 mg[2]	
		mg	%	mg	%	mg	%	mg	%	mg	%
tetefit Sonnen-Vitamine Beta-Carotin, C+E Vitamin Kapseln	1	18	900	24	200	–	–	1,7	100	18	100
tetefit Sport-activ Vitamin-Mineral	2	6,6	330	12	100	1,6	123	1,8	106	20	111
tetefit Stress-activ Brausetabletten	1	–	–	18	150	1,89	145	2,45	144	25,2	140
tetefit Vitamin-Schutz plus Selenhefe	2	18	900	36	300	–	–	–	–	–	–
topfitz Multivitamin + Mineral	1	–	–	12	100	1,5	115	1,8	106	20	111
TZ mit 10 Vitaminen; Biolabor	50 g	–	–	6	50	0,7	54	0,85	50	9	50
Vitabit Multi 11; Dr. Grandel	1	1,8	90	20	167	2,0	154	2,5	147	25	139
WV-Kapseln; Dr. Grandel	6	–	–	48	400	1,8	138	2,2	129	–	–
ZellAktiv-ratiopharm	1	18	900	36	300	–	–	–	–	–	–

Erklärungen: [1] wenn nicht anders angegeben: Anzahl der Tabletten/Kapseln   [2] von der DGE empfohlene Tagesdosis

Vitamin B_6		Folsäure		Pantothen-säure		Biotin		Vitamin C		Bemerkungen
1,6-1,8 mg[2]		150 µg[2]		6 mg[2]		30-100 µg[2]		75 mg[2]		
mg	%	µg	%	mg	%	µg	%	mg	%	
–	–	150	100	–	–	–	–	75	100	
2,1	117	150	100	6	100	100	100	75	100	mit Vitamin B_{12} und mehreren Mineralien
2,63	146	240	160	12	200	150	150	112,5	150	mit Vitamin B_{12} und Magnesium
–	–	–	–	–	–	–	–	150	200	mit Selen
2,1	117	160	107	8,7	145	25	25	75	100	mit Vitamin B_{12}, mit verschiedenen Mineralstoff-Kombinationen
0,9	50	80	53	4	67	75	75	37,5	50	mit Vitamin B_{12}
2,5	139	300	200	6	100	100	100	100	133	mit Vitamin B_{12}
–	–	–	–	–	–	–	–	–	–	
–	–	–	–	–	–	–	–	200	267	mit Q 10, Selen

– = nicht enthalten

Geschützte Warennamen/Warenzeichen sind in dieser Tabelle nicht besonders kenntlich gemacht.
Daraus kann nicht geschlossen werden, daß es sich um freie Warennamen handelt.

Bücher, die weiterhelfen

Elmadfa, Prof. I. und Mitarbeiter: *Die große GU Nährwert Tabelle*, Neuausgabe 1996/97, Gräfe und Unzer, München, 1989.

Souci, S. W., Fachmann, W.; Kraut, H.: *Die Zusammensetzung der Lebensmittel.* 5. Auflage, medpharm, Stuttgart (1994).

Deutsche Gesellschaft für Ernährung, Empfehlungen für die Nährstoffzufuhr; 5. Überarbeitung 1991, 1. korrigierter Nachdruck, Umschauverlag, Frankfurt/Main.

Bässler, K.-H. und Mitarbeiter: *Vitamin-Lexikon für Ärzte, Apotheker und Ernährungswissenschaftler.* Gustav Fischer Verlag, Stuttgart, 1992.

Mauric E. Shils et al.: *Modern nutrition in health and disease*: (Verlag) Lea & Febiger; Philadelphia u. a., eight edition, 1994.